RECHERCHES THÉRAPEUTIQUES

SUR LA

CINCHONINE

RECHERCHES THÉRAPEUTIQUES

SUR LA

CINCHONINE

PAR

VICTOR PALIARD

Docteur en médecine de la Faculté de Paris,
Ex-Interne des Hôpitaux de Lyon.

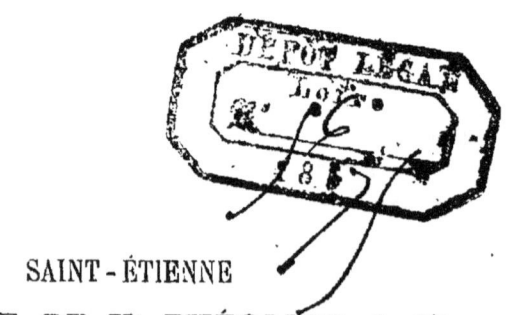

SAINT-ÉTIENNE

IMPRIMERIE DE Vᵈ THÉOLIER & Cⁱᵉ,
Rue Gérentet, 12.

—

1875

INTRODUCTION.

Parmi les médicaments héroïques, le quinquina occupe assurément le premier rang, et son principal alcaloïde, la quinine, est aujourd'hui si fréquemment ordonné et indiqué que personne ne refuse de le considérer comme une des armes les plus puissantes mises à la disposition du médecin. Aussi, bien loin de moi l'idée de chercher à attaquer la quinine ; elle est à l'abri de la critique aujourd'hui, mais il existe, à côté d'elle, dans les écorces du Pérou, une substance bien digne d'attention et qui cependant est presque tombée dans l'oubli.

Découverte en 1820, par les éminents chimistes qui ont établi les premiers la composition des quinquinas, la cinchonine a été, à plusieurs reprises, l'objet de recherches thérapeutiques dont plusieurs semblaient devoir la réhabiliter. Nous analyserons plus loin ces différents travaux dans la partie historique de notre travail, où nous espérons faire ressortir les causes de l'abandon immérité de la cinchonine.

C'est pendant le cours de notre internat dans les hôpitaux de Lyon que, ayant à observer un nombre notable de fièvres intermittentes, nous entreprîmes, sous la direction d'un de nos chefs de service, M. le docteur Clément, d'étudier la valeur de la cinchonine dans le traitement de ces affections.

Nos premiers essais nous encouragèrent dans cette voie et nous cherchâmes à généraliser l'emploi de la cinchonine et à la substituer à la quinine dans le traitement de maladies autres que les fièvres palustres. C'est ainsi que des rhumatismes articulaires, des fièvres hectiques, etc., furent traités par la cinchonine dans notre service, et les effets obtenus nous apportèrent des preuves bien convaincantes de la valeur de cette substance. Nous nous hâtons de dire que c'est sans idée préconçue, sans prétention aucune de réhabiliter la cinchonine que nous avons fait nos recherches. Nous avons simplement observé des malades traités par elle, en nous plaçant dans des conditions que nous croyons suffisamment rigoureuses et nous avons vu que les malades guérissaient.

Avant d'exposer et de discuter nos observations, nous rappellerons la préparation et les principales propriétés physiques et chimiques de la cinchonine et de ses sels. Nous passerons ensuite à l'historique de ce médicament, et nous étudierons aussi ce qui a été dit de ses effets physiologiques. Ce côté de la question nous a vivement préoccupé, et nous aurions voulu pouvoir instituer des expériences sur les animaux. Mais c'est là un point très-délicat; un élève ne peut avoir la prétention de résoudre des questions que des maîtres éminents et consommés dans la science de la physiologie expérimentale n'ont pu complètement élucider. C'est aujourd'hui une des questions les plus à l'ordre du jour que celle de savoir si la thérapeutique peut tirer de l'action physiologique d'un médicament la règle de son emploi. Cette question a fait le sujet d'une thèse d'agrégation au dernier concours de Paris (1), et l'auteur n'a pu arriver à poser des conclusions affirmatives; ce qui nous montre que, tout en tenant compte des données de la physiologie expérimentale, le praticien doit encore, dans l'état actuel de la science, attacher le plus d'importance aux faits pathologiques; on ne peut tout expliquer, et nous

(1) L'action physiologique des médicaments peut-elle devenir la règle de leur emploi thérapeutique ? — Debove, Th. d'agrégation. Paris, 1875

n'avons pas la prétention de le faire pour la cinchonine, pas plus qu'on ne peut le faire pour d'autres médicaments de premier ordre. Mais nous reviendrons sur ces considérations en temps et lieu, et, si nous n'arrivons pas à une explication satisfaisante, nous espérons du moins faire ressortir ce fait : c'est que les malades supportent très-bien la cinchonine et qu'il ne semble pas que la dose thérapeutique doive être aussi élevée que celle qui est nécessaire pour produire les effets physiologiques.

Qu'il nous soit permis d'exprimer ici, à M. le docteur Clément, nos sincères remercîments pour la bienveillante sollicitude avec laquelle il nous a dirigé dans nos recherches cliniques et pour les observations qu'il a bien voulu nous communiquer. Nous remercions aussi notre ami, M. Paul Cazeneuve, licencié ès-sciences, des renseignements qu'il a bien voulu nous donner sur plusieurs points de la chimie et de l'action physiologique de la cinchonine.

RECHERCHES THÉRAPEUTIQUES

SUR LA

CINCHONINE

CHAPITRE I

Extraction. — Préparation. — Propriétés-physiques et chimiques.

La cinchonine a été découverte en 1820 par MM. Pelletier et Caventou, dans les quinquinas, où elle se trouve combinée à des acides et à des matières colorantes. C'est le quinquina gris qui, des trois variétés commerciales, contient le plus de cinchonine. Le quinquina *Huanuco officinalis* en contient 12 à 13 grammes pour 1,000. Dans les quinquinas rouges, les proportions de cinchonine et de quinine sont sensiblement égales ; enfin la quinine l'emporte de beaucoup sur la cinchonine dans les quinquinas jaunes qui contiennent pour 1,000, 25 à 30 gr. de quinine et 7 à 8 seulement de cinchonine.

La préparation de la cinchonine, peu employée habituellement en thérapeutique, n'est pas l'objet dans l'industrie d'une opération absolument spéciale. Les quinquinas jaunes contiennent de la cinchonine et c'est comme produit secondaire de la préparation de la quinine qu'on obtient, dans le commerce, la cinchonine en quantité plus que suffisante pour les faibles exigences de la pratique médicale.

On sait en effet que l'on obtenait autrefois la quinine en épuisant le quinquina jaune par des décoctions successives d'eau acidulée avec l'acide chlorhydrique, en précipitant la décoction par la chaux, reprenant par l'alcool acidulé à l'aide de l'acide sulfurique, qui entraînait la quinine et la cinchonine à l'état de sulfate et laissait le sulfate de chaux insoluble. Il suffisait de distiller partiellement cet alcool, de laisser refroidir, pour voir cristalliser le sulfate de cinchonine du liquide alcoolique, tenant encore en solution le sulfate de quinine. Ce sulfate de cinchonine recueilli, purifié par de nouvelles cristallisations était susceptible d'entrer directement dans le commerce.

Cette cinchonine, produit secondaire de l'extraction de la quinine du quinquina Calisaya aurait pu être extraite, par un procédé identique, du quinquina gris, si l'on eût voulu en avoir de plus grandes quantités.

Mais l'industrie de la fabrication du sulfate de quinine a fait des progrès, et la composition générale très-analogue des quinquinas gris permet d'appliquer à cette dernière écorce les modifications heureuses que nous allons signaler pour extraire la cinchonine économiquement. Par MM. Glénard et Guillermond on a appris à traiter directement les quinquinas par la chaux pour mettre en liberté l'alcaloïde que l'on enlève ensuite à l'aide de véhicules appropriés. Dans les laboratoires on emploie l'éther ; dans l'industrie, on a recours aux huiles de schiste, aux huiles de houille. La quinine est extraite dans l'industrie par ce procédé économique ; la cinchonine sera extraite, par la

même méthode, des quinquinas gris dès que la médecine
le demandera. MM. Boiraux et Léger ont montré, en effet,
dans un travail intéressant qu'ils ont publié sur l'extraction des alcaloïdes, que la cinchonine, insoluble dans la
benzine ordinaire devenait très-soluble dès que cette
benzine était additionnée d'une trace d'acide phénique (1).

A l'état d'alcaloïde, la cinchonine se présente sous
forme de cristaux incolores, à forme prismatique, très-peu
solubles dans l'eau même bouillante (2,500 parties d'eau
dissolvent 1 partie de cinchonine), ce qui explique son
peu d'amertume et ce qui nous a fait préférer l'alcaloïde
aux sels de cinchonine dont la solubilité est plus grande
et qui sont, par conséquent, plus amers. Nous croyons
que si la cinchonine, à l'état d'alcaloïde, est peu soluble
dans la salive elle se dissout très-bien dans les liquides de
l'estomac.

Ce fait est pour ainsi dire évident puisqu'elle est absorbée,
et absorbée rapidement ; et on peut très-bien admettre
que, trouvant dans l'estomac de l'acide chlorydrique ou
lactique elle se combine avec ces acides pour former un
sel soluble. Nous avons une observation qui semble corro-
borer cette manière de voir, c'est l'observation XXVII de
notre malade mérycique. Ce malade absorbe 50 centigr.
de cinchonine ; il n'accuse aucun goût au moment de
l'ingestion ; quelques minutes après, il rumine le potage
avec lequel il avait pris la cinchonine ; alors se développe
une amertume si prononcée que le malade ne peut
réingurgiter le bol alimentaire et éprouve même des
nausées. Au moment où ce malade est tombé sous notre
observation, nous n'avons pu analyser les matières ainsi
vomies ou plutôt ruminées ; nous n'avons pu voir s'il y
avait eu formation d'un sel de cinchonine ou simplement
dissolution de l'alcaloïde. Quoiqu'il en soit, le fait persiste ;

---

(1) Voir *Répertoire de Pharmacie*, n° du 25 octobre 1874.

il suffit pour prouver que la cinchonine à l'état d'alcaloïde devient très-rapidement assimilable. Il ne serait donc pas besoin, à l'exemple de M. Callou (1), de l'associer à un acide au moment de son administration. Cela peut favoriser la rapidité de l'absorption, mais n'est pas nécessaire.

Les sels de Cinchonine les plus importants sont le sulfate, le chlorhydrate, le bromhydrate. Pour les deux premiers, nous n'avons pas trouvé de raison pour les préférer à l'alcaloïde. Le sulfate est très-amer ; le chlorhydrate, qui est très-léger, occupe plus de volume sous le même poids, ce qui rend une prise plus difficile à prendre, et aucun avantage ne compense cet inconvénient Quant au bromhydrate, dont on doit la connaissance à M. Latour, il a été expérimenté par M. Clément chez des malades dont nous publierons les observations. Il est permis de croire qu'il joint à la propriété fébrifuge de la cinchonine la propriété sédative des composés bromés.

Signalons aussi le tannate de cinchonine, préconisé par M. Debout, et dont les propriétés sont calquées sur celles du tannate de quinine (2).

Il nous reste maintenant, pour terminer ce qui est relatif aux considérations chimiques, à rappeler quelles sont les réactions les plus utiles à connaître pour le médecin qui veut s'occuper de la cinchonine.

La présence d'un alcaloïde dans une urine n'étant qu'accidentelle, on pourra employer, pour la reconnaissance de la cinchonine dans cette excrétion, les réactifs généraux des alcaloïdes qui occasionnent des précipités caractéristiques dans les solutions même très-étendues de ces bases végétales: —Réactif de M. Bouchardat (iodure de potassium ioduré) ; — réactif de Mayer (iodure double de potassium et de mercure). — Ces réactions peuvent suffire pour étu-

---

(1) Callou. — *Bulletin de Thérapeutique de 1831.* — T. 1, page 14. — Moyen de rendre la cinchonine fébrifuge.

(2) Debout. Bulletin de Thérapeutique de 1852, p. 403.

dier l'élimination, mais incontestablement ces réactifs généraux ne suffisent pas à spécifier l'alcaloïde. Pour reconnaître donc la cinchonine dans n'importe quel liquide et pouvoir contrôler sa pureté avant de la livrer à la thérapeutique, il est bon que nous connaissions ses caractères propres.

La cinchonine en solution saline ne présente pas ce phénomène de fluorescence que présentent les sels de quinine.

Précipitée de ses solutions par l'ammoniaque, la cinchonine ne se dissout pas dans l'éther ; la quinine précipitée par l'ammoniaque s'y dissoudrait.

On sait que les sels de quinine en solution, traités par le chlore et l'ammoniaque, donnent une coloration verte ; avec la cinchonine, rien de semblable.

Le ferro-cyanure de potassium précipite la cinchonine de ses solutions suffisamment concentrées en formant un ferro-cyanure alcaloïdique soluble à chaud et se précipitant par le refroidissement sous forme de cristaux.

Nous pourrions ajouter à ces caractères, déjà bien suffisants, la facilité avec laquelle la cinchonine cristallise de ses solutions alcooliques. On sait que la quinine se dépose à l'état amorphe de ce véhicule et qu'elle ne peut cristalliser qu'au sein des solutions benziniques.

Nous ne pouvons terminer ce chapitre sans émettre une considération toute pratique et qui a bien son importance.

Quel que soit le mode de préparation employé, la cinchonine, alcaloïde ou sel, est trois fois moins coûteuse que la quinine, et cette différence serait encore plus grande si l'on employait le procédé d'extraction par les huiles de houille. Si donc on admettait l'efficacité de la cinchonine, le traitement des maladies fébriles deviendrait ainsi beaucoup moins coûteux, car nous espérons prouver qu'il n'est pas nécessaire de donner trois fois plus de cinchonine que de quinine pour produire d'aussi bons résultats.

Cette considération n'a pas échappé, comme nous le verrons, aux observateurs qui se sont occupés de la question. Elle n'est pas sans importance quand il s'agit d'affections qui, comme les fièvres paludéennes, durent longtemps, récidivent souvent, sévissent sur les armées dans plusieurs de nos colonies et réclament l'emploi d'une substance qui entre pour la plus grande part dans les dépenses pharmaceutiques des administrations hospitalières.

CHAPITRE II

Historique.

Cette partie de notre travail a, suivant nous, une certaine importance ; si elle est un peu longue et si cette longueur nous attire le reproche de ne pas traiter ici un sujet bien nouveau, nous espérons un peu nous justifier en montrant, par une analyse soigneuse de ce qui a été dit et fait, qu'on n'a pas toujours été bien juste à l'égard de la cinchonine. Les faits ne manquent pas, mais il y en a de contradictoires et cela fournit de bons arguments aux sceptiques.

Les premiers essais sur la cinchonine ont été faits un an après sa découverte par Chomel, qui a publié deux mémoires, en mars et octobre 1821, sur l'emploi des sulfates de quinine et de cinchonine dans les fièvres intermittentes (1). Le premier mémoire ne contient qu'une observation d'un malade traité par la cinchonine et qui fut réfractaire ; le second contient trois observations : deux fièvres tierces et une quotidienne. L'auteur dit avoir été obligé d'employer une dose d'un tiers plus forte de cinchonine que de

(1) Chomel, mémoire de l'Académie de médecine 1821, tome X et XII, page 214.

quinine. La guérison a été lente, mais réelle. En lisant les observations de Chomel on voit qu'il employait soit la poudre soit l'extrait (matière resineuse, matière ligneuse) de quinquina de Carthagène. Or, on sait aujourd'hui qu'il est très-difficile de savoir exactement ce que l'on donne comme alcaloïde quand on administre au malade les poudres ou les extraits, ce qui nous porte à considérer comme peu concluante la première observation de Chomel. De plus il eut affaire à un malade exceptionnellement réfractaire et à ce sujet M. Bouchardat fait dans son mémoire (1) une réflexion qui nous paraît très juste : « On pensait à « cette époque que le quinquina de Carthagène contenait « de la cinchonine ; d'où une prévention légitime contre « cet alcaloïde après l'échec de Chomel. Mais tant est grande « l'autorité d'un clinicien aussi sévère que, lorsqu'il fut « prouvé que le quinquina de Carthagène renfermait de la « quinine, on supposa que cette quinine n'était pas iden- « tique, pour ses effets, avec celle du quinquina calisaya, » ce qui, d'après les recherches ultérieures de M. Bouchardat, est complètement inexact. Nous voyons donc qu'il ne faut pas accepter sans réserves les conclusions de Chomel basées sur quatre observations qui ne paraissent pas à l'abri de la critique au point de vue du mode d'administration et qui ont été recueillies avec l'idée préconçue qu'on n'employait pas un remède efficace.

La même année Pothier (2) dans sa thèse arrivait aux mêmes conclusions que Chomel dont il relate les observations.

En 1825, V. Bally, membre de l'Académie de médecine,

---

(1) Bouchardat, Delondre et Girault. — Supplément à l'annuaire de thérapeutique de 1856, page 3.

(2) Pothier. — Thèse de Paris 1821. — Sulfate de quinine et de cinchonine dans les fièvres intermittentes.

adresse à cette Académie une note sur l'action du sulfate de cinchonine (1). Voici le résumé de cette note :

M. Bally a soumis 27 malades à l'usage de la cinchonine ; chez aucun d'eux elle n'a échoué. La plus longue résistance au traitement a été de deux septenaires, la plus courte de 24 heures. C'est en moyenne au bout de 4 jours que les accès étaient complètement guéris. L'auteur conclut que le sulfate de cinchonine arrête promptement et sûrement les affections aiguës à type périodique et qu'il n'en faut pas de très-fortes doses, 6 à 8 grains (30 à 40 centigrammes) ayant presque toujours été suffisants. Il conclut aussi que la cinchonine a des propriétés moins irritantes que la quinine et qu'elle peut être d'une application plus générale et plus facile. La note se termine par une réflexion que nous citons textuellement : « Ainsi donc, si mes vœux se réali-« sent, si je puis répandre la conviction dont je suis péné-« tré, on emploiera désormais les deux espèces de sels « (de quinine et de cinchonine) soit simultanémeut soit « isolément, et tous les quinquinas pouvant servir, les falsi-« fications deviendront inutiles, la pénurie ne sera plus à « craindre et le prix de ces bases salifiables moins exces-« sif. La différence sera surtout considérable pour les hôpi-« taux où tout doit se faire avec la plus stricte économie. »

Après la note que nous venons de citer nous n'avons pas trouvé de recherches bien importantes faites en France sur notre sujet. Cependant en 1828 Bleynie (Nouvelle bibliothèque médicale) donne onze observations de fièvres à type variable, chez des enfants ou des adultes, traitées et guéries par le sulfate de cinchonine. L'auteur conclut à l'efficacité du remède et en recommande l'emploi surtout chez les enfants.

A l'étranger, des observateurs s'occupaient de la cincho-

_____

(1) Bally. — Compte-rendu de l'Académie de médecine ; octobre 1825.

nine et les résultats étaient favorables. Voici ceux que nous avons trouvés :

Dufresne (1) publie à Genève le résultat de plusieurs observations, il ne donne pas de détails très-précis sur ses malades, mais il assure que la cinchonine coupe très-bien les accès et réussit aussi bien que la quinine dans tous les cas où celle-ci serait indiquée. Il l'a employé le plus souvent en l'associant à de l'acide sulfurique très-dilué, comme le conseillait M. Callou (*loco-citato*).

En 1836 Magendie dans son formulaire publie 37 observations de Marianini, médecin à Montara (Milanais). L'auteur regarde l'effet de ce médicament comme aussi sûr que celui du sulfate de quinine et lui trouve l'avantage d'être moins amer. Parmi les 37 observations il y a 8 fièvres pernicieuses et 7 fièvres quartes. Doses employées : 20 grains au début et en 3 prises ; on est allé jusqu'à 30 grains sans accidents.

En 1850, Thomsen (de Schwausen) a fait des essais qui sont résumés ainsi qu'il suit dans le Bulletin de Thérapeutique (2) : « M. Thomsen ayant employé le sulfate de cinchonine dans un grand nombre de cas, dans le but d'obvier au prix élevé du sulfate de quinine, assure avoir obtenu les mêmes effets qu'avec ce dernier. Le sulfate de cinchonine, dit-il, ne prévient pas les récidives, mais il fait cesser les accès aussi sûrement que la quinine. Son goût est moins amer ; il paraît plus facilement supporté par l'estomac. Les jours où l'accès manque, les malades en ont pris 50 centigr. en trois fois. Les enfants s'en trouvent très-bien et prennent plus facilement cette substance que la quinine, vu son peu d'amertume. » L'auteur avoue cependant qu'il a vu des résistances dans certains cas particuliers.

---

(1) Dufresne. — Bibliothèque universelle de Genève, 1831, tome II.

(2) *Bulletin de Thérapeutique de 1850, tome 39, page 286.*

En 1852, Castiglioni publie 10 cas de guérison obtenus par le tannate de cinchonine. La dose doit être un peu plus forte qu'avec le tannate de quinine, mais les résultats sont aussi bons et le prix moins élevé. (1)

Un an plus tard, Pepper publie les résultats d'expériences faites par lui à l'hôpital de Pensylvanie, avec le sulfate de cinchonine. Sur 15 malades atteints de fièvres intermittentes, 11 ont vu leurs accès arrêtés par une seule dose de sulfate, 2 par deux doses, 2 ont eu des rechutes qui ont cédé définitivement à une dose un peu plus élevée. Chez plusieurs de ces malades, le sulfate de quinine avait déjà été administré quelque temps auparavant, mais avec un succès momentané. Aucun de ces malades n'a éprouvé le moindre signe d'irritation gastrique. A hautes doses, il y a quelques lourdeurs de tête. 80 centigrammes et même 50 centigrammes par jour ont suffi. En somme, dit M. Pepper, il n'y a aucune différence sous le point de vue de l'action antipériodique entre le sulfate de cinchonine et celui de quinine ; l'action du premier serait peut-être même un peu plus prompte que celle du second ; enfin, il est trois fois moins coûteux.

Avant d'arriver en 1860, au mémoire de M. Moutard-Martin, qui est un des travaux les plus remarquables et les plus importants publiés sur la cinchonine, il nous resterait à analyser les recherches de Vahu et de Hudellet (1854). Mais nous allons voir que M. Moutard-Martin, dans ses considérations historiques, a fait une critique des résultats obtenus par ces deux observateurs, et pour éviter une répétition, nous passons de suite à l'étude du travail de M. Moutard-Martin. (2)

(1) *Bulletin de Thérapeutique de 1852, page 420.*

(2) Moutard-Martin. Mémoire sur la valeur du sulfate de cinchonine dans le traitement des fièvres intermittentes, adressé à M. le directeur de l'assistance publique à Paris. Comptes-rendus de l'Académie de médecine. 1860.

C'est sur la demande de M. le directeur de l'assistance publique que M. Moutard-Martin a institué ses expériences. Mis en demeure de se prononcer sur la valeur du sulfate de cinchonine dans le traitement des fièvres intermittentes, M Moutard-Martin a abordé la question avec réserve, et même, nous semble-t-il, avec une certaine méfiance à l'égard de tous les succédanés de la quinine. C'est d'après ce qui est exprimé dans les préliminaires du mémoire que nous nous permettons cette assertion. L'auteur dit d'abord que tous les prétendus succédanés du sulfate de quinine (sel ammoniac, salicine, etc...) n'auraient jamais vu le jour si tous les médecins qui les ont expérimentés s'étaient mis à l'abri des causes d'erreur. Ces causes résident dans la guérison spontanée des fièvres intermittentes, guérison qui est souvent rapide quand le malade quitte le pays marécageux et change de régime. M. Laveran a en effet démontré, dans un travail publié en 1856 (1), que les malades soumis à l'expectation dans un hôpital ont une moyenne de trois accès. Ce fait, sur lequel nous reviendrons, détermine M. Moutard Martin à attendre que les malades soumis à l'expectation aient au moins trois accès constatés à l'hôpital avant d'entamer le traitement, et que rien dans la marche des accès ne fasse présumer qu'ils soient en voie de guérison. Autre précaution à prendre : il y a souvent avec les accès intermittents, des troubles gastriques, il faut alors administrer d'abord un éméto-cathartique, et voir si les accès reviennent, car personne n'ignore, dit l'auteur, qu'un éméto-cathartique, par la secousse qu'il imprime à l'organisme, est parfaitement capable de guérir une fièvre intermittente. Enfin s'assurer de la pureté du médicament, car la cinchonine du commerce contient souvent de la qui-

---

(1) Laveran. — Etude sur l'action comparée du sulfate de quinine, de cinchonine et du quinium dans le traitement des fièvres intermittentes. — *Gazette médicale de Paris, 1856*. Tome X, page 4 et 19.

nine. Dans ses considérations historiques, l'auteur signale les deux mémoires de Vahu et les expériences de Hudellet. A propos du premier, il fait l'objection suivante : M. Vahu a publié 2 mémoires, 13 observations dans le premier et 9 dans le second. Guérisons rapides et sûres; mais comme il y a eu avant la cinchonine administration d'un émétocathartique et comme la cinchonine a été donnée fort peu de temps après l'entrée du malade, M. Moutard-Martin conclut que les résultats de M. Vahu ne sont pas probants, et cela d'après la démonstration de M. Laveran. Dans le traitement des fièvres intermittentes par la quinine, on conseille toujours de laver les voies digestives avant de donner le fébrifuge, et personne ne s'est fondé sur ce fait pour considérer comme non avenus les résultats heureux de la quinine. Quant aux travaux de M. Hudellet, médecin en chef de l'hôpital de Bourg, et qui donne 507 observations de fièvres intermittentes guéries par le sulfate de cinchonine, M. Moutard-Martin dit qu'il est permis de croire, parce que les détails manquent, que le plus grand nombre de ces fièvres aurait guéri sans traitement avant le 4me accès, et cela toujours d'après les statistiques de M. Laveran.

Voilà cependant deux observateurs, l'un, M. Vahu, ayant eu à faire à des fièvres d'Afrique dont la gravité est connue, l'autre, M. Hudellet, aux fièvres de la Bresse, où l'affection palustre est également grave et rebelle, dont l'opinion mériterait de faire un peu autorité. Leurs résultats sont consignés dans le mémoire de M. Bouchardat de 1856; il n'y a pas en effet de longs détails sur tous leurs malades, mais ils affirment avoir très-bien réussi, et cela dans un nombre de cas bien respectable et dans une situation géographique qui semble bien les placer à l'abri de la critique. Dans la situation où M. Moutard-Martin a été placé par la demande de M. le directeur de l'assistance publique, nous comprenons qu'il ait voulu être très-rigoureux et se mettre à l'abri des causes d'erreur. Mais doit-il conclure, d'une façon générale, que les effets de la cinchonine sont lents et variables, s'il l'a réservée pour des fièvres invétérées, ne guérissant pas même dans les limites assignées par M. Laveran. Qu'aurait fait la quinine dans des cas semblables ? Ne l'a-t-on pas vue aussi n'agir que lentement et même échouer, quand il y a de la cachexie palustre et quand le malade en avait déjà pris souvent et pouvait être considéré comme accoutumé à un remède dont les doses doivent alors être plus fortes pour qu'il agisse. A notre humble avis il semble que le mémoire de M. Moutard Martin autoriserait son auteur à poser des conclusions plus favorables envers la cinchonine, étant donné qu'il a souvent réussi, dans les conditions si rigoureuses où il s'est placé.

Il nous reste maintenant à parler du travail de MM. Bouchardat, Delondre et Girault, qui est le plus complet parmi ceux qui ont eu la cinchonine pour objet (1).

On y trouve d'abord la relation d'expériences nombreuses sur les effets physiologiques de la cinchonine étudiée sur les animaux à sang froid, les animaux à sang chaud et sur l'homme. Les auteurs rapportent ensuite toutes les expériences thérapeutiques poursuivies avant eux et par eux sur les propriétés de la cinchonine et de son sulfate. On y trouve une grande partie des travaux que nous avons déjà signalés, plus trois observations sur la cinchonine dans le traitement du rhumatisme articulaire aigu : l'une a été recueillie dans le service de Grisolle, les deux autres dans le service de M. Legroux. Nous aurons certainement à revenir ultérieurement sur plusieurs points de ce travail important ; nous transcrivons ici les conclusions générales par lesquelles il se termine :

« 1° Le sulfate de cinchonine agit sur les grenouilles plus « énergiquement que le sulfate de quinine ; sur les pois-

---

(1) Bouchardat, Delondre et Girault. — Supplément à l'annuaire de Thérapeutique de 1856. Histoire physiologique et thérapeutique de la cinchonine.

« sons l'action est la même avec la quinine et la cincho-
« nine.

« 2° Chez les chiens le sulfate de cinchonine injecté dans
« les veines détermine la mort à dose moindre que le
« sulfate de quinine.

« 3° L'action du sulfate de cinchonine sur l'homme sain
« présente incontestablement des ressemblances considé·
« rables avec l'action du sulfate de quinine, mais l'inter-
« prétation rigoureuse des phénomènes montre qu'il y a
« des différences qui ne se rapportent pas uniquement à
« l'intensité.

« Le sulfate de cinchonine ne cause pas aussitôt que le
« sulfate de quinine, à dose égale, des bourdonnements
« d'oreilles, des troubles de la vue; mais, à dose moindre,
« et plus constamment que le sulfate de quinine, il déter-
« mine une céphalagie spéciale assez intense, ayant prin-
« cipalement pour siége les parties antérieures de la tête,
« accompagnée d'un sentiment de compression très notable.
« Ces phénomènes apparaissent à la dote de 60 centigr. à
« à 1 gr. A cette dose, et plus fréquemment qu'avec la
« quinine on observe des douleurs précordiales, des sou-
« bresauts et un affaiblissement prononcé qui peut aller
« jusqu'à la syncope.

« Si le sulfate de quinine doit être préféré au sulfate de
« cinchonine pour combattre les fièvres intermittentes
« pernicieuses, par contre, pour combattre les fièvres non
« pernicieuses, le sulfate de cinchonine marche l'égal du
« sulfate de quinine. 50 centigr. en une fois, voilà la dose
« qui convient pour un jour. En Algérie 1 gr.

« Observons cependant, et cela a une grande importance,
« que le sulfate de quinine, à dose égale, supprime plus
« sûrement, plus rapidement l'accès que le sulfate de
« cinchonine, mais que ce dernier sel guérit au moins aussi
« sûrement lorsqu'on peut disposer de l'élément temps et
« qu'on n'a pas à redouter un accès pernicieux. »

Ces conclusions ont été posées en 1856. C'est quatre ans après que paraissait le mémoire de M. Moutard-Martin et depuis cette époque, il n'y a pas eu de travail suivi publié sur la question. Si on envisage dans une vue d'ensemble les résultats que nous avons donnés dans ce chapitre, on voit en somme qu'il n'y a que deux observateurs, Chomel et M. Moutard-Martin qui ne soient pas très partisans de la cinchonine. Aujourd'hui, les opinions des cliniciens que nous avons pu entendre exprimer verbalement sont variables : Plusieurs reconnaissent que la cinchonine est le succédané le plus rationel et le plus énergique de la quinine ; d'autres plus sévères pensent que c'est un médicament infidèle, variable dans ses effets, et ne voient aucun avantage dans son emploi, à cause de la prétendue facilité avec laquelle il détermine des accidents toxiques. M. Gubler (Commentaires du Codex) pense qu'elle a une action réelle sur les fièvres intermittentes, mais ne marche pas l'égal de la quinine, même dans les cas non pernicieux. Au point de vue du mode d'administration, M. Gubler, se fondant sur la rapidité plus grande des effets et leur disparition plus prompte qu'avec la quinine, pense qu'il faut fractionner les doses et les répéter souvent. Cette dernière vue nous paraît très juste et nous montrerons que nous avons pu en apprécier la valeur au lit des malades ; elle est tirée de la physiologie du médicament et il y a là un point important que nous allons essayer de faire ressortir.

CHAPITRE III.

Action physiologique.

Nous l'avons dit au début de ce travail, ce côté de la question nous a vivement préoccupé et cependant il eut été un peu présomptueux de vouloir le résoudre. Sans parler de toutes les difficultés dont sont entourées les expériences physiologiques que l'on veut rigoureuses, il est certain que, dans l'état actuel de la physiologie expérimentale, on ne peut expliquer l'action thérapeutique des médicaments par leurs effets physiologiques. C'est la première conclusion de la thèse d'agrégation de M. Debove dont nous avons déjà parlé et à laquelle l'auteur ajoute que « la physiologie des « médicaments nous fournit cependant de précieuses indi- « cations dont la clinique profite chaque jour et qu'enfin « il est permis d'espérer qu'un moment viendra où l'em- « pirisme, aujourd'hui nécessaire, fera place à une théra- « peutique rationnelle fondée sur la physiologie. » Il nous a semblé que pour la cinchonine, ces conclusions étaient parfaitement exactes, et c'est là que nous allons trouver cette contradiction apparente compromettant la réputation de la cinchonine et qui se recontrerait cependant aussi pour bien d'autres médicaments. L'opinion générale est aujour- d'hui à peu près celle-ci : La cinchonine, pour agir aussi énergiquement que la quinine doit être donnée à doses plus fortes, or, au delà de 60 à 80 centig. elle détermine des accidents toxiques fâcheux et qu'il ne serait pas prudent de dépasser ; au dessous de cette dose ses effets sont fort peu énergiques, donc ce médicament est infidèle et ne doit pas être employé à la place de la quinine qui n'a pas tous ses inconvénients. Ce procès de la cinchonine n'est exprimé nulle part aussi brutalement que nous le faisons ici, mais il semble dériver assez naturellement de ce que l'on sait sur ses effets physiologiques. Et cependant, au lit des mala- des, la cinchonine réussit et parmi toutes les observations il en est très peu où il soit dit que les malades aient éprouvé des accidents sérieux. Il serait important que la lumière se fît sur ce point : où est la dose physiologique, où est la dose thérapeutique ? — est-il réellement nécessaire de donner de si fortes doses pour obtenir le résultat thérapeutique ? — et en admettant que cela soit, le malade fiévreux, paludéen ou autre n'est-il pas dans un état qui lui permet de supporter des doses fébrifuges plus élevées que l'homme sain ? La réponse à ces questions se fait par l'observation clinique. Chez plusieurs de nos malades nous avons donné souvent 1 gramme, 1,50 gr. de cinchonine par jour sans qu'ils nous accusent le moindre malaise au moment de l'ingestion. Mais ce n'est pas toujours en une seule fois que pareille dose a été administrée : 50 centigr. en une prise répétée deux fois dans le courant de la journée, voilà ce que nous avons fait le plus souvent et ce qui nous a donné les meilleurs résultats, et l'on verra d'après nos observations que les malades n'ont pas présenté les phénomènes physiologiques en question.

Voici ce que l'on sait actuellement sur l'action physiologique de la cinchonine : Localement le sulfate de cinchonine est moins irritant que le sulfate de quinine. Cela explique l'absence de douleur épigastrique à la suite de l'ingestion, douleur qu'on a vue pour la quinine être souvent assez intense pour que celle-ci ne soit pas tolérée par l'estomac. L'absorption s'effectue rapidement. 15 à 30 minutes après l'ingestion d'une dose de 50 à 80 centigr. il y a mal de tête avec constriction des tempes, pâleur de la face, ralentissement du pouls, nausées, faiblesses, défaillances, tendance à la syncope. Sur les chiens soumis à l'expérience, M. Bouchardat a constaté qu'une dose de cinchonine de 1 gr. produisait une sédation de la circulation moindre qu'une dose égale de quinine. On admet aujourd'hui que c'est en augmentant la tension vasculaire par suite de son effet sur la contraction des vaisseaux que la quinine ralentit le pouls (Gubler). Il est permis de donner la même explication pour l'effet de la cinchonine sur la circulation, effet aussi réel et peut-être plus prompt que celui de la quinine.

On est généralement d'accord pour admettre que les effets physiologiques de la cinchonine ont une durée courte.

Leur apparition est plus prompte qu'avec la quinine, leur disparition est plus rapide aussi. Enfin M. Bouchardat a trouvé que apparaissant dans les urines vingt minutes après l'ingestion à la dose de 60 centigr., la cinchonine était complètement éliminée au bout de 11 à 20 heures, ce qui paraît plus rapide que pour la quinine. M. Briquet a en effet démontré que, après l'ingestion de 60 centigr. de quinine par voie stomacale, la moitié de la dose était éliminée dans la première journée, mais qu'on en retrouvait encore dans les urines au bout du troisième jour et exceptionnellement jusqu'au 5e après une forte dose. Mais lorsque la dose initiale est répétée chaque jour les quantités éliminées vont en augmentant.

Ces différentes données physiologiques peuvent être utilisées dans la pratique. D'après nos observations, et ainsi que le dit M. Gubler, les doses fractionnées réussissent mieux que les doses massives. Cela est très logique et très bien vérifié cliniquement. On pourrait même en déduire encore que, dans le cas où il faut agir rapidement, la cinchonine présenterait des avantages, grâce à son absorption rapide.

Quant aux symptômes purement subjectifs, nous répétons qu'ils n'ont pas été constatés chez nos malades ; dans quelques cas il y a bien eu de la céphalalgie et un peu de faiblesse, mais il était difficile de les attribuer au médicament, car elles ne suivaient pas de très près l'ingestion, et dans plusieurs cas c'était au moment où auraient dû avoir lieu les accès que les malades se plaignaient de ces troubles. Nous nous permettons de dire qu'il est très difficile de poser des conclusions certaines d'après des sensations perçues et expliquées par des malades ; il faut, pour que cette investigation ait une valeur, que les symptômes soient assez accentués, et nous avons presque toujours vu qu'il fallait soit beaucoup de bonne volonté de la part des malades, soit des questions plus que minutieuses pour obtenir des réponses un peu sérieuses.

Ce qui en somme nous paraît le plus important à noter, c'est la rapidité de l'absorption et de l'élimination, parce qu'on trouve là l'explication de certains échecs thérapeutiques (cinchonine administrée trop loin de l'accès) et l'indication de donner des doses plus répétées.

CHAPITRE IV.

Aperçu général sur nos malades. — Conditions dans lesquelles nous nous sommes placé. — Mode d'administration et doses.

Nos observations sont au nombre de 28, sur lesquelles il y a 24 fièvres intermittentes, 3 rhumatismes articulaires et une fièvre hectique. Ce ne sont pas là les seuls malades auxquels nous ayons administré de la cinchonine, mais nous n'avons pas jugé nécessaire de publier *in extenso* toutes les autres observations de maladies fébriles continues ou sub-continues, de névralgies, etc., dans lesquelles la cinchonine a été donnée, a été très-bien supportée et a produit des résultats satisfaisants. Cette énumération eût été d'une longueur presque fastidieuse et nous espérons qu'il sera suffisant de signaler les résultats.

Sur nos 24 fièvres intermittentes, il y a eu 9 fièvres quotidiennes, 12 fièvres tierces, 2 fièvres double tierces et une fièvre quarte. Au point de vue de leur origine, nous avons eu 4 fièvres contractées en Afrique, avec cachexie paludéenne plus ou moins prononcée et c'étaient des récidives qui s'offraient à notre examen. Les fièvres contractées en Bresse, dans les plaines de la Sologne ou du Forez sont au nombre de 9.

Nous avons eu 6 cas de fièvres contractées à Lyon même, chez des ouvriers terrassiers ayant séjourné sur les bords des rivières et particulièrement de la Saône, où il y a sou-

vent des marais accidentels dus à des inondations par-
tielles, ou des travaux de terrassement par suite desquels
la terre humide et nouvellement remuée dégage des miasmes infectieux. On verra que les fièvres ainsi contractées
étaient loin d'être bénignes et réclamaient un traitement
énergique de même que celles contractées par les malades
dont les habitations étaient voisines des fossés de fortifications. Enfin, chez 5 de nos malades l'origine de la fièvre ne
pouvait être déterminée d'une façon précise, ou plutôt ces
malades nous arrivaient de régions plus ou moins éloignées
et sur la constitution médicale desquelles il nous était difficile d'avoir des renseignements précis. C'est principalement
chez les malades de cette dernière catégorie que nous avons
attendu le plus longtemps possible avant d'administrer le
fébrifuge, car là, encore plus qu'ailleurs, il était nécessaire
de bien assurer d'abord le diagnostic et de bien se convaincre de l'intensité de la maladie.

Nous avons toujours, autant que possible, constaté par
nous-mêmes les accès, et non-seulement nous avions soin
d'analyser les symptômes de chaque stade, mais nous
observions toujours la marche de la température. La plupart de nos tracés ainsi obtenus sont caractéristiques, et
quand nous observions comme pour l'observation 1, entre
autres, 2 ascensions jusqu'à 41° et 41°,5, à 48 heures d'in-
tervalle, quand au moment où devait arriver le troisième
accès nous voyions la température rester à 37°,8 38°,5, et
cela à la suite de l'administration de la cinchonine, nous
ne pouvions plus douter en face d'une courbe aussi caractéristique.

Ce n'est pas un fait nouveau que celui que nous signa-
lions tout-à-l'heure à propos des fièvres contractées à
Lyon même, près de marais accidentels ou de terrains
nouvellement remués. Tous les auteurs s'accordent à reconnaître que cela s'observe souvent et attribuent la cause de
la maladie aux matières organiques, végétales ou animales

en voie de putréfaction et dégageant sous l'influence des rayons solaires des miasmes infectieux. C'est là une cause non-seulement fréquente mais très-énergique, et on l'a vue occasionner des accidents touchant à la perniciosité. Seulement, comme dans ces cas là les malades peuvent être facilement soustraits à l'influence marématique, il y a moins souvent de la cachexie avec toutes ses conséquences comme dans les pays marécageux. C'est là ce que l'on croit généralement, et cependant nos observations montrent que dans ces cas-là il y avait hyperhophie notable de la rate, teinte terreuse des téguments, affaiblissement, et les récidives étaient fréquentes quand on suspendait le traitement trop tôt.

En examinant les dates de nos observations, on verra que la plupart ont été recueillies pendant la saison chaude. Or, ce fait pourrait soulever deux objections que nous allons essayer de prévenir.

On pourrait d'abord s'étonner que dans un service de 60 malades nous ayons eu, en 2 ou 3 mois, près de 30 cas de fièvres intermittentes. Cela est rare, en effet, dans les hôpitaux de Lyon et ceux de Paris ; mais nous devons prévenir que l'affluence de ces cas dans notre service était due à ce que, sur notre demande, nos collègues chargés de l'admission des malades nous envoyaient toutes les fièvres intermittentes qui se présentaient à l'Hôtel-Dieu. Elles se trouvaient ainsi toutes réunies dans notre service, et les statistiques nous ont prouvé que, dans les limites de temps où se sont faites nos recherches, il n'est pas entré à l'Hôtel-Dieu plus de fièvres intermittentes que les années précédentes.

Le même fait pourrait encore soulever l'objection suivante : C'est pendant la saison chaude que de simples embarras gastriques s'accompagnent souvent d'accès intermittents ou viennent s'ajouter à une fièvre intermittente récente ou ancienne. Avons-nous, dans l'interprétation des phénomènes cliniques observés, bien fait la part de ce qui relève de l'embarras gastrique d'un côté, de l'intoxication paludéenne de l'autre? On verra, dans nos observations, que toutes les fois qu'il y a eu des phénomènes gastriques nous avons administré un purgatif ou un émetique avant le fébrifuge, suivant en cela le précepte généralement admis. Nous n'avons pas observé qu'un émétique ou un purgatif fut capable de guérir une fièvre intermittente. Quand les accès constatés étaient bien dus à l'intoxication palustre, nous les avons toujours vu revenir après la secousse produite par le médicament évacuant (observations 1, 6, 8, 9, 12, 13).

A côté de ces cas dont nous donnons la relation, nous avons vu souvent des malades entrant avec des signes d'embarras gastrique accompagnés d'accès intermittents plus ou moins nets. Chez ces derniers, la température ne nous donnait jamais la courbe si caractéristique de la fièvre intermittente légitime, la chaleur n'allait pas à un chiffre aussi élevé, et enfin le remède évacuant, en faisant disparaître l'état gastrique, faisait aussi disparaître la fièvre. Nous croyons bien inutile de relater les observations de ce genre, et si nous en parlons maintenant c'est pour montrer que nous avons su nous mettre à l'abri de cette cause d'erreur.

Autant qu'il nous a été possible de le faire, nous avons attendu deux accès au moins avant de donner la cinchonine, et cela même quand le malade nous affirmait avoir eu plusieurs accès avant son entrée à l'hôpital. Si, dans certains cas de fièvre récidivée, avec état cachectique, nous avons été moins exigeants, c'est que rien dans l'état du malade ne nous faisait prévoir une guérison ni même une décroissance prochaine. Nous n'avons point la prétention cependant de nous être toujours mis en garde contre les arguments que tout sceptique pourrait nous adresser en se fondant sur les résultats du travail de M. Laveran. Nous avons déjà parlé de ce remarquable mémoire qui a une importance très-grande et qui est fait avec des chiffres dont l'éloquence semble démontrer non-seulement combien la rigueur est difficile dans les études thérapeutiques, mais même combien le médecin doit être modeste et doit se résigner souvent à ne pas attribuer à sa thérapeutique des guérisons qui se font très-bien sans lui. Doit-il cependant, en face d'un malade atteint de fièvre intermittente bien légitime, doit-il se conformer aux conclusions du mémoire de M. Laveran? — Il faut, dit M. Laveran, réserver la quinine pour les cas très-graves ; nous savons que tout malade atteint de fièvre intermittente même grave guérira spontanément si on le soustrait aux influences maréma- tiques et si on le place dans de bonnes conditions hygié- niques. Donc, c'est cette dernière indication qu'il faut remplir avant tout autre. Dans cette circonstance, il y aura une moyenne de 3 à 4 accès, 1 au moins, 7 ou 8 au plus, et la guérison viendra ensuite, sans fébrifuge. Nous admettons sans contrôle cette donnée ; mais nous croyons qu'elle n'autorise le médecin ni à rester inactif, ni à nier l'efficacité de la cinchonine ou de la quinine, ni à priver les malades des bienfaits d'un médicament si facile à administrer, ne s'agirait- il que de le soustraire aux quelques accès qu'il doit avoir et qui ne sont certainement pas sans influence sur sa santé gé- nérale. D'ailleurs, l'expectation n'est pas toujours possible dans les hôpitaux civils et surtout pour les fièvres intermit- tentes, car les malades connaissent très-bien le traitement qu'il leur faut, ils le réclament instamment, et si on le leur fait attendre ils vont le chercher ailleurs.

Si nous nous sommes permis cette digression à propos du travail de M. Laveran, c'est que nous avons vu, dans le mémoire de M. Moutard-Martin, l'auteur s'appuyer sur les statistiques de M. Laveran, pour rejeter les observations de Vahu et de Hudellet et pour motiver toutes les précautions qu'il a prises dans ses propres recherches. Or, nous trouvons très-logique que M. Moulard-Martin, pour répondre rigoureusement à la demande de M. le Directeur de l'Assistance publique ait voulu être aussi scrupuleux et aussi sévère que possible dans ses expérimentations clini- ques, mais nous ne pouvons nous empêcher de trouver qu'on n'est pas obligé d'agir de même dans la pratique de chaque jour.

Quelques mots maintenant sur les doses et le mode d'administration qui nous ont paru le plus convenables pour la cinchonine. Nous avons déjà exposé dans un pré- cédent chapitre les raisons qui nous avaient fait préférer la cinchonine à l'état d'alcaloïde à ses sels. Les malades prennent, en effet, très-facilement une prise de 50 centigr. soit dans une cuillérée de potage, soit dans du pain azyme, soit simplement avec quelques gorgées d'eau ou de bouillon. Deux fois seulement il y a eu de la céphalalgie et quelques vertiges pouvant être attribués à l'ingestion du médica- ment, mais jamais, même avec des doses de 1 gr., nous n'avons observé d'accidents plus sérieux, et quant aux douleurs épigastriques il n'y en a jamais eu chez nos malades. Plusieurs d'entre eux qui avaient déjà été traités par le sulfate de quinine nous affirmaient préférer la cinchonine.

Toutefois nous accordons qu'il ne faut pas attacher une grande importance à ces symptômes purement subjectifs et aux comparaisons faites par les malades eux-mêmes entre la cinchonine et la quinine.

La dose a été de 50 centigr. à 1 gr. en 24 heures ; quand nous allions jusqu'à 1 gr. l'ingestion était prescrite en deux fois, à 6 ou 8 heures de distance, nous conformant en cela aux vues de M. Gubler, fondées très-rationnellement sur les données physiologiques relatives à l'absorption et à l'élimination rapide de la cinchonine. Quant à l'heure de l'administration, nous n'avons pas trouvé qu'il fut néces- saire pour la cinchonine, de se conformer exactement aux règles de la méthode de Trousseau. Chacun sait que cette méthode consiste à administrer la quinine au moment le plus éloigné possible de l'accès à venir et à diminuer ensuite graduellement les doses dans leur fréquence et dans leur quantité. Sur le premier point, des tâtonnements successifs nous ont montré qu'une dose de 50 centigr., administrée 5 ou 6 heures avant l'accès, l'atténuait toujours quand elle ne le faisait pas disparaître complètement. Plus près de l'accès l'effet est moins énergique. Dans les fièvres tierces deux doses de 50 centigr. pendant le jour intercalaire et une dose de 50 centigr. le matin de l'accès présumé ont toujours arrêté cet accès, et non-seulement l'accès le plus prochain mais encore le suivant. Au-delà de cette limite il fallait, dans les cas graves, renouveler la dose pendant 3 ou 4 jours pour produire un effet durable. Une seule fois il nous a été donné de constater une récidive après 10 jours seulement de suspension du médicament (observation 14).

Il nous a paru que la cinchonine agissait aussi bien sur l'élément périodique dans les cas où il y avait cachexie invétérée que dans les autres ; elle fait disparaître les accès, peut-être moins rapidement (observation XVI), mais enfin elle n'échoue pas. Quant à ses effets sur les symptômes cachectiques, ils ne sont ni plus ni moins prononcés que ceux de la quinine, et chacun sait que dans ces cas là, c'est aux toniques généraux, aux excitants, à l'hydrothérapie qu'il faut avoir recours après le fébrifuge. Aussi sommes nous un peu surpris de voir M. Laveran proposer d'administrer la cinchonine dans les cas de cachexie ancienne ; cette vue ne serait pas nuisible au malade, mais elle serait nuisible à la cinchonine qui se trouverait ainsi réservée pour les cas où elle a le moins d'action.

Quant à l'action de la cinchonine sur le volume de la rate notre opinion est qu'elle est très-réelle, et d'autant plus prompte que la cachexie est moins prononcée. Nous avons toujours mesuré l'étendue de l'organe avant le traitement et jamais les malades ne quittaient le service sans que les dimensions de leur rate ne soient ou notablement diminuées ou même redevenues normales. Malgré toutes les discussions dont cette question du volume de la rate dans les fièvres intermittentes a été l'objet, on admet généralement aujourd'hui que la quinine diminue ce volume. La physiologie du médicament autorise parfaitement cette conclusion qui est appuyée sur des résultats cliniques. Il nous paraît certain que la cinchonine agit de même.

Cela posé, nous croyons maintenant pouvoir donner nos observations de fièvres intermittentes, nous les ferons suivre d'un résumé général et succinct des résultats obtenus, et nous terminerons par nos observations de rhumatisme articulaire.

OBSERVATION I. — *Fièvre intermittente tierce, grave.*

Charles Th..., 40 ans, journalier, entre le 20 août 1874, à l'Hôtel-Dieu, salle Saint-Augustin, n° 52.

Cet homme se dit malade depuis plus d'une semaine, mais c'est depuis 5 jours que son état est devenu assez grave pour qu'il soit forcé de s'aliter. Avant-hier 10 août il a eu un violent frisson, suivi de chaleur et de sueurs très-abondantes. Hier, 20 août, jour de son entrée à l'hôpital il n'a pas eu de violent accès de fièvre; mais il éprouvait une faiblesse extrême, une céphalalgie assez vive ; il a eu une épistaxis assez abondante dans la soirée. Ce matin, 21 août, à 9 heures, fièvre très-intense température rectale 41°. Anorexie absolue, langue très-saburrale, épaisse, soif vive, céphalalgie frontale intense. Il y a deux heures le malade avait un frisson qui vient de cesser. — Rien d'anormal dans les fonctions respiratoires ; pas de bruits anormaux à l'examen des poumons ni du cœur. — Douleur spontanée dans le flanc gauche, au niveau de la fosse iliaque et un peu au-dessus. Pas de diarrhée. Matité splénique dépassant de trois travers de doigt le rebord des fausses côtes.

Le soir du même jour, à 4 heures, la température est encore à 41°, mais le malade est plus calme ; les troubles signalés ce matin sont moins accusés ; il est en pleine transpiration.

22 août. — A 9 heures du matin, temp. rect. 36,7. Persistance de l'état saburral de la langue, moins de céphalalgie. Rate toujours gonflée et douloureuse à la pression. — Le malade est un peu abattu. — On administre 2 verrées d'eau de sedlitz. Le soir à 4 heures, même état, temp. rect. 37°.

23 août. — A midi, frisson violent, claquement de dents, lividité de la face, extrémités glacées; pendant 3 heures. Puis, chaleur intense, agitation, délire, face vultueuse. A 4 heures, temp. rect. 41°, pouls 108.

24 août. — Pas d'accès, mais abattement et faiblesse. Temp. rect. matin et soir 37°. Ce soir à 8 heures, le malade prend 0,50 centigr. de cinchonine.

25 août. — Ce matin à 8 h. prise de 0,50 de cinchonine. Pas de frisson à midi. Le malade est incomparablement mieux. A 4 heures du soir un peu de chaleur, non précédée de frisson. Temp. rect. 38,8. Légère céphalalgie.

26 août. — Pas d'accès, abattement moindre, retour de l'appétit, la langue se dépouille, toujours un peu de douleur splénique. Continuation de la cinchonine, en 2 prises de 0,50 chaque, administrées une le matin et une le soir. Températ. rect. 37,3 matin et soir.

27 et 28 août. — Pas d'accès, continuation de la cinchonine. Pas de signes de malaise produit par le médicament, pas de nausées, pas de vertiges, faiblesse générale. Le 27, jour où aurait dû venir l'accès il y a eu pendant quelques heures de la céphalalgie. 27 et 28 temp. rect. à 37,4 et 37,5.

29 août. — Plus de céphalalgie, appétit complètement revenu, toujours un peu de faiblesse. Continuation de la cinchonine.

Le 30 et 31 août. — Pas d'accès, amélioration graduelle ; retour des forces, teint normal, plus de douleur splénique. On suspend la cinchonine.

Le 2 septembre. — On redonne 1 gr. de cinchonine; persistance de l'amélioration, le malade se lève depuis hier ; il voudrait quitter l'hôpital, il cède à nos désirs et reste jusqu'au 8 septembre. Ce jour là état normal ; aucun trouble, retour des forces. La rate ne dépasse plus le rebord des fausses côte ; le malade quitte le service.

La cause de la fièvre doit être attribuée à un séjour de 5 semaines qu'a fait le malade pendant les mois de juillet et août dans les plaines de la Sologne. Il n'a pu donner ce renseignement que l'avant-veille de sa sortie.

Cette observation est instructive à plus d'un titre. Il y a eu là une fièvre intermittente grave, méritant le nom de pernicieuse. Le début en a été insidieux ; elle a commencé par une fièvre subcontinue, avec phénomènes gastriques accentués. La première dose de cinchonine, 1 gr. en 2 prises, a conjuré les symptômes alarmants, de l'accès avec lequel elle a été administré ; la températuse de cet accès aurait été, il est permis de le supposer d'après les deux précédents, de 41° environ. Elle n'a été que de 38,8 pour né plus remonter et rester ensuite normale jusqu'à la guérison complète. La fièvre était certainement d'origine palustre c'était la première atteinte ; il n'y avait pas de signes de cachexie invétérée. Le malade a pris, en tout, 6 grammes de cinchonine.

OBSERVATION II. — *Fièvre intermittente grave, originaire d'Afrique, intoxication paludéenne ancienne.*

Louis L..., 36 ans, bourrelier, entre à l'Hôtel-Dieu, salle Saint-Augustin, n° 28, le 29 septembre 1874.

Depuis le 14 septembre cet homme a tous les deux jours, à 4 heures du soir, un accès de fièvre. Le stade de froid dure à peu près 3 heures. Vers 8 ou 9 heures du soir, la sueur est passée. Il a eu un accès avant-hier 28 septembre. Pas d'accès hier. Aujourd'hui 30 septembre accès à 2 heures de l'après-midi, frisson très-violent, et à 4 heures, temp. rect. 41º,2, céphalalgie intense. Douleur splénique aiguë, decubitus gauche impossible. Rate de 19 centimètres de longueur, dépassant de 4 travers de doigt le rebord des fausses côtes, et très-douloureuse à la pression. On revient observer le malade à 9 heures du soir, la temp. est toujours de 41º, il est très-agité, face vultueuse, il délire.

1er octobre. — L'accès qui a commencé hier à deux heures n'est pas encore terminé ce matin. La temp. s'élève à 40º,9. Teinte bistrée des téguments. Douleur splénique très-vive. Grande faiblesse, plus d'agitation. On prescrit 1 gr. de cinchonine à prendre immédiatement après l'accès.

2 et 3 octobre. — Pas d'accès, pas de cinchonine. Temp., 37,5 le matin, 38 le 3 au soir ; mais pas de frisson ni de malaise notable.

4 octobre. — Le malade dit avoir eu un accès cette nuit à 11 heures, mais assez léger.

5 octobre. — Hier au soir à 4 heures le malade a pris 1 gr. de cinchonine. Ce matin il dit avoir eu un accès hier au soir à 6 heures, à peu près de même intensité que celui de la nuit précédente. Ce matin temp. normale. On prescrit 1 gr. de cinchonine.

Du 6 au 15 pas d'accès. Diminution de la douleur splénique, même volume de la rate. Teinte bistrée des téguments. Faiblesse générale, diminution de l'appétit, un peu d'œdème des pieds. La cinchonine a été supprimée le 14. Le malade affirme n'éprouver aucun malaise à la suite du médicament ; il le prend facilement dans une cueillerée de potage, il n'éprouve ni nausées, ni céphalalgie, ni vertiges. Rate toujours volumineuse.

16. — Disparition de l'œdème des jambes.

17 et 18 octobre. — Pas d'accès, pas de cinchonine.

19. — Hier au soir à 6 heures, accès avec frisson qui a duré 2 heures, période de chaleur accompagnée d'agitation mais sans délire. La temp. prise à ce moment a donné 39. On prescrit 1 gr. de cinchonine. Le remède est ainsi continué, 1 gr. par jour jusqu'au 26 octobre. Le malade n'a pas eu d'accès depuis le 18. La rate n'est plus douloureuse, l'état général est bon ; l'appétit est complètement revenu, mais la teinte bistré persiste. Les forces ne sont pas revenues.

29. — Toujours pas d'accès. 1 g. de cinchonine.

1er novembre. — Etat général bon, le malade demande sa sortie.

La fièvre intermittente de ce malade a été contractée en Afrique il y a quatorze mois. La première atteinte a duré cinq mois ; d'abord quarte, elle était devenu tierce, et à résisté plusieurs semaines à la quinine que le malade ne prenait jamais sans éprouver des malaises dont il se souvient très-bien et qu'il décrit très-nettement. A la suite de l'ingestion de 1 gr. il avait des bourdonnements d'oreille, des vertiges et des nausées. Il a été aussi traité par l'arsenic, mais à ce sujet il ne donne pas de renseignements précis. Il est revenu en France depuis 2 mois, et depuis son séjour en Afrique il a toujours eu ce teint terreux, cette faiblesse générale avec douleur dans le flanc gauche et souvent de l'œdème des pieds. Jamais d'autre maladie antérieure.

OBSERVATION III. — *Fièvre intermittente quotidienne.*

Thomas D..., palefrenier, 25 ans, entre à l'Hôtel-Dieu le 3 juin 1874. Salle Saint-Augustin n° 42.

Cet homme raconte que depuis 5 jours il a des accès de fièvre quotidiens commençant vers midi par un frisson assez intense, auquel succède une période de chaleur suivie vers cinq heures du soir d'abondantes sueurs. Ces phénomènes sont accompagnés de malaise général, céphalalgie, anorexie, faiblesse, barrement épigastrique.

C'est la seconde fois qu'il est atteint de cette manière ; il y a six semaines il eut la même fièvre avec le même type et en fut guéri par le sulfate de quinine au bout de huit jours. Elle paraît avoir été contractée auprès des fossés entourant les fortifications.

Jamais d'autre maladie antérieure.

Depuis six jours il y a aussi un peu de toux sous expectoration, pas de diarrhée. Le malade a pris avant hier une purgation à l'huile de ricin. Pas d'appétit, langue un peu blanche, ventre bien souple, rien dans les poumons ; rate de 16 centimètres, légèrement douloureuse à la pression. Dans ce moment (3 juin, 5 heures du soir,) transpiration profuse de toute la surface du corps. Pouls à 100. Temp. rect. 40°,5. Le frisson a eu lieu à 1 heure.

5 juin. — Hier à 11 heures du matin, le malade a pris 0,70 centigr. de cinchonine. Son accès a néanmoins commencé à 2 h. 1/2. Le stade de froid a duré trois quarts d'heure ; le tout a été terminé à 7 heures du soir. Temp. rect. du 4 juin. A 9 heures du matin 37.6. A 4 heures du soir 40°,3.

Aujourd'hui, à 11 heures du matin prise de 0,70 de cinchonine. Accès à 3 heures avec peu de durée du stade de froid. Temp. rect. matin à 9 heures 37,4. soir à 4 heures 40°,2. Aucun malaise occasionné par le médicament ; pas de céphalalgie, pas de vertiges, pas de nausées.

6 juin. — A 11 heures du matin 0,50 de cinchonine. Pas d'accès dans la journée. Temp. rect. 36,4 et 37°.

7. — 8. — Pas d'accès. Continuation de 0,50 de cinchonine matin et soir. Amélioration de l'état général, retour de l'appétit.

9. — Pas d'accès. Suppression de la cinchonine.

10. — 11. — Pas d'accès. Etat général très bon. Plus de douleur splénique. Rate de 14 centimètres.

Le 12, le malade demande sa sortie. On lui donne préventivement 1 gr. de cinchonine.

Ce malade n'était pas sous l'influence d'une cachexie palustre invétérée. Les accès avaient une intensité notable. C'était une récidive après un traitement de huit jours par le sulfate de quinine. La cinchonine a produit chez lui les effets thérapeutiques sans atteindre les phénomènes physiologiques.

OBSERVATION IV. — *Fièvre intermittente tierce.*

Joseph D..., 39 ans, cultivateur, entre le 20 juin 74 à l'Hôtel-Dieu. Salle Saint-Augustin.

Pas de maladie antérieure. C'est depuis le 11 juin que cet homme est atteint tous les deux jours d'accès de fièvre survenant à midi et commençant par un violent frisson qui dure environ deux heures. La période de chaleur vient ensuite et est suivie vers 5 heures du soir de transpiration abondante qui dure jusqu'au milieu de la nuit. Cette fièvre intermittente a été très franchement tierce depuis son début. Le malade l'a contractée à Saint-Fons, où il a travaillé dans des terrains très humides, sur le bord du Rhône. Plusieurs ouvriers travaillant avec lui ont contracté depuis un mois la même maladie que lui.

En dehors des accès il n'y a aucun trouble important. L'appétit est conservé, les digestions normales. Depuis le début de la fièvre, douleur notable dans le flanc gauche, s'exaspérant par la pression et devenant spontanément très intense pendant les accès. Rate de 15 centimètres. Teinte bistrée de la peau. Un peu de dyspnée souffle systolique doux à la base du cœur. Rien dans les poumons.

21 juin. — A midi accès très intense, frisson très violent, lividité de la face, refroidissement des extrémités, subdélirium pendant deux heures. Temp. rect. 41°,4. à 2 heures. Elle était de 37,2 ce matin. A 4 heures du soir elle atteint environ 41°.

22 juin. — Pas d'accès. Pas de traitement.

23 juin. — A neuf heures du matin, prise de 0,60 de cinchonine. A 11 heures frisson moins intense que le précédent. Temp. 39.4. Pas de diarrhée.

24. — Jour intercalaire ; pas de traitement.

25. — Pas d'accès. 26, prise de 0,50 de cinchonine matin et soir.

27. — Pas d'accès ; léger œdème des pieds avec engourdissement. Pas de malaise produit hier par le médicament. Amélioration de la teinte de la peau. Diminution de la douleur splenique.

28-29-30. — Pas d'accès.

2 juillet. — Un léger accès pendant lequel la température s'est élevée à 38.2. Le malade n'avait pas pris de cinchonine depuis le 26 juin. On prescrit 1 gr. de cinchonine en 2 prises. Plus d'accès les jours suivants. Amélioration générale graduelle. Suspension de la cinchonine le 9. Sorti guéri le 16.

OBSERVATION V. — *Fièvre intermittente double tierce.*

Jean P..., 27 ans, journalier, entre le 14 juin 74 à l'Hôtel-Dieu. Salle Saint-Augustin nº 36.

Depuis 4 jours cet homme a des accès de fièvre quotidiens, bien caractérisés par les trois stades de frisson chaleur et sueur. La période de froid dure plus longtemps que les autres. L'accès commence vers 10 heures du matin et se termine vers 5 heures du soir. Le premier accès du 10 juin a été très fort. Le lendemain à la même heure il y a eu un accès faible ; le 12, accès fort, le 13 accès faible, le 14 accès fort. Enfin le 15, accès léger, quelques frissons à 10 heures du matin, température 38,3. Puis chaleur et sueurs peu marquées. Ce n'est pas la première fois que le malade est affecté de fièvre intermittente. Il y a trois semaines il y eut une atteinte qui dura 10 jours ; le type fut franchement tierce. C'est au mois de septembre 1873 que la maladie a débuté par des accès qui furent d'abord quotidiens et qui au bout de huit à 10 jours ne revinrent que tous les deux jours. Immédiatement avant ce début, le malade avait séjourné pendant trois mois dans la plaine du Forez, et c'est là qu'il croit avoir contracté sa maladie. Il a fait un séjour de plusieurs années en Afrique sans être atteint. Il en est revenu au mois d'avril 73.

Aujourd'hui faiblesse générale, langue un peu saburrale, appétit faible ; teinte jaunâtre des téguments et surtout de la face. Rate peu douloureuse, longue de 16 centimètres·

16 juin. — Temp. rect. du matin 37 à 10 h. 1/2, frisson intense qui dure 2 heures ; à 4 heures 1/2 le malade est en pleine transpiration, sa temp. est de 39.

17 juin. — A huit heures du matin, temp. 37. Léger accès dans la journée et à 4 heures du soir temp. 38.4.

18. — Même température et même heure d'accès que le 16. Accentuation de la teinte cireuse des téguments et de la douleur splénique.

Le malade prendra 50 centigr. de cinchonine ce soir et autant demain matin.

A partir de ce jour le malade prend jusqu'au 25 juin 1 gr. de cinchonine par jour en 2 prises matin et soir. Il n'y a plus d'accès. La température se maintient entre 37 et 37.5

Le 25 juin, amélioration de l'état général. Retour de l'appétit ; diminution de la teinte cachectique et de la douleur splénique. Suppression de la cinchonine. Les 27, 28, 29, pas d'accès ; état général très-bon. Le 30 le malade demande sa sortie.

OBSERVATION VI. — *Fièvre intermittente quarte.*

Jean-Baptiste L..., 48 ans, vannier, entre le 3 août 1874 à l'Hôtel-Dieu. Salle Saint-Augustin n° 36.

Depuis un mois cet homme a des accès de fièvre bien caractérisés commençant vers 9 ou 10 heures du matin. Les accès sont, dit-il, quotidiens, mais il y a des jours où ils sont très faibles et d'autres très forts. Le malade a remarqué que les plus forts revenaient assez régulièrement tous les trois jours.

Embarras gastrique assez marqué, langue saburrale, inappétence, constipation. Teinte bistrée très accentuée de la face et des téguments. Douleur notable dans la région splénique. Rate de 18 centimètres.

Il est assez difficile de savoir exactement à quel endroit le malade a contracté sa fièvre Il n'a pas fait de traitement jusqu'à présent. Il n'a jamais eu de maladie antérieure.

Aujourd'hui, 3 août, jour de son entrée, le malade dit avoir eu un accès assez fort, mais il n'a pu être constaté.

4 août. — On administre à huit heures du matin 2 verres d'eau de sedlitz. A cette heure, temp. rect. 37.5. A 10 heures, frisson intense qui dure deux heures. A 3 h. 1/2, temp. 39.2. Sueurs notables.

5 août. — Disparition des troubles gastriques ; pas d'accès constaté.

9 août. — Depuis le 5 le malade a eu deux accès bien caractérisés. L'un dans la nuit du 6 au 7 et donnant encore à 8 heures du matin une temp. de 38.6. L'autre le 8 à 6 heures du soir, avec une temp. de 39.3 pendant le frisson. On donne la cinchonine, 2 prises de 0,50 dans la journée du 9.

Le 10, pas d'accès. pas de cinchonine.

Le 11, très léger accès, presque sans frisson, temp. 38,5. On redonne 0,50 de cinchonine matin et soir.

Le 12, 13 et 14. Pas d'accès.

Le 14, suppression du remède. Amélioration de l'état général.

Le malade n'a pas eu le moindre trouble physiologique imputable au remède.

17 août. — Plus d'accès depuis le 11. Disparition de la teinte bistrée des téguments. Rate revenue à son volume normal.

Le 20 le malade a demandé sa sortie.

OBSERVATION VII. — *Fièvre intermittente quotidienne.*

Pierre M..., 45 ans, maçon, entre le 10 juin 74, à l'Hôtel-Dieu, salle Saint-Augustin, no 11.

Depuis 10 jours, cet homme a des accès de fièvre revenant régulièrement tous les deux jours. Ils commencent vers une heure de l'après-midi, par un frisson intense suivi de chaleur et de sueur. Dans ce moment (10 juin, 4 h. du soir), l'accès que l'on constate offre une intensité notable. Il a commencé vers une heure par un violent frisson, et depuis une demi-heure, il y a chaleur extrême avec malaise, crampe dans les mollets, agitation, irritabilité, pouls à 100. Temp. 41o,4. Le malade a eu hier un accès semblable à celui d'aujourd'hui ; auparavant les accès ne revenaient que tous les deux jours.

Ce n'est pas la première atteinte subie par le malade. Au mois de septembre dernier, il en eut une analogue, avec le même type et qui dura à peu près un mois. Il fut traité par le sulfate de quinine. Auparavant, c'est en 1870, près de Montargis, dans un pays marécageux, et après avoir fait la campagne, que se déclarèrent des accès semblables à ceux d'aujourd'hui. Le malade ne se rappelle pas exactement combien de temps ils durèrent. En 1862, il était soldat en Afrique, depuis plusieurs mois, sans avoir eu la moindre fièvre. Quelques jours après son retour en France, il fut pris de fièvre tierce qui fut assez rebelle pendant quelque temps.

Actuellement pas de troubles gastriques accentués ; rien d'anormal dans les périodes apyrétiques. Un peu de douleur splénique ; la rate ne paraît pas notablement hypertrophiée ; rien au foie.

11 juin. — Etat général assez bon, sauf un peu de diminution de l'appétit. Le malade commencera la cinchonine anjourd'hui à 11 heures, par 0,50 et autant à 4 heures.

12 juin. — Hier au soir, à 5 heures, il y a eu un léger accès, sans frisson, sans agitation ; la températurue prise à ce moment a donné 38o, elle était à 37o1 à 9 heures du matin. Continuation de la cinchonine, 2 pr. de 0,50.—13, 14, 15, — Pas d'accès ; amélioration générale ; pas de malaise produit par le médicament. 15, suspension du remède.

Le 19, le malade demande sa sortie.

Il est à remarquer ici que la première dose de cinchonine, qui a été administrée 2 heures avant l'accès présumé, n'a pas coupé complètement l'accès, mais l'a retardé de 4 heures, et l'a modifié au point qu'il n'a été appréciable que par une élévation de temp. de 6 ou 7 dixièmes.

OBSERVATION VIII. — *Fièvre intermittente quotidienne.*

F. L..., maçon, 42 ans, entre le 17 juillet à l'Hôtel-Dieu, salle Saint-Augustin, n° 45.

Pas de maladie antérieure. Depuis le 14 juin, cet homme a des accès de fièvre bien caractérisés ; revenant d'abord tous les deux jours, ils sont quotidiens et plus intenses depuis une semaine. Ils commencent vers 10 heures du matin. Le frisson dure une heure. Dans les périodes apyrétiques, diminution de l'appétit et des forces. Douleur splénique vague ; longueur de la rate 19 centimètres. Teinte jaune, cireuse très-marquée de la face et des téguments. Le malade s'est aperçu de ce changement de teint il y a environ 3 semaines, et il dit qu'il s'est accentué davantage depuis. C'est la première atteinte de fièvre intermittente. Elle paraît avoir été contractée sur le bord de la Saône, où le malade a travaillé pendant plusieurs jours dans des terrains très-humides et fraîchement remués. Il dit que plusieurs personnes ayant séjourné comme lui dans cette région ont été atteintes de la même manière. Il n'a fait jusqu'à présent aucun traitement sérieux.

18 juillet. — Pas d'accès. Temp. normale matin et soir. Mêmes signes généraux. On donne 2 verrés d'eau de sedlitz.

19. — A 10 heures du matin, accès, avec frisson intense à la suite duquel la temp. est de 40°,5. A 3 heures du soir elle est encore à 38°,6. Faiblesse notable ; teinte cachectique marquée. Douleur splénique vive.

20. — Accès à 2 heures, un peu moins intense, donnant à la fin du stade de chaleur, 38.9.

21. — Même accès et même température qu'hier.

22. — Accès plus intense, à 1 heure, frisson très-violent. A 3 heures, temp. 39°,6. Le malade qui n'a pris aucun fébrifuge jusqu'à présent prendra demain matin 0,50 de cinchonine.

23. — Pas d'accès. Continuation de la cincho. 0,50 matin et soir.

24...... 28. — Plus d'accès. Temp. normale matin et soir. Pas de malaise à la suite de l'ingestion du médicament. Retour des forces et de l'appétit. Rate de 15 cent., non douloureuse. Teinte moins cachectique. Suppression de la cinchonine.

6 août. — Le malade demande la sortie ; il n'a pas eu d'accès. Depuis le 28 on lui a donné deux fois 1 gr. de cinchonine.

OBSERVATION IX. — *Fièvre intermittente tierce.*

Pierre G..., 20 ans, domestique, entre à l'Hôtel-Dieu le 5 juin 74, salle Saint-Augustin, n° 17.

Santé très-bonne jusqu'au 1er juin. Depuis ce jour faiblesse et malaise général, anorexie, cephalalgie, constipation jusqu'à hier matin, moment où le malade a pris une purgation (huile de ricin). Aujourd'hui, persistance des symptômes précédents, avec un peu de toux sans expectoration. Langue saburrale ; pas de douleur abdominale ; rien dans les organes thoraciques. Temp. du 5 juin au soir 37,8.

6 juin, même état, temp. 37,5 matin et soir. Un peu d'accablement ; légère douleur dans la région splénique ; rate de 15 centimètres.

7 juin. — Accès de fièvre bien caractérisé, ayant commencé à 7 heures du matin par un violent frisson. A 9 heures, chaleur extrême, agitation, face vultueuse, faiblesse générale. Temp. rect. 40°. Poul régulier à 112. A 3 heures du soir, la temp. est encore à 38,8. A 6 heures elle, est normale ; le malade n'accuse plus que de la faiblesse et quelques douleurs vagues dans les jambes. Pas de traitement.

Le 8, temp. normale matin et soir. Teint très-pâle ; disparition des troubles gastriques. Appétit très-médiocre. Légère céphalalgie.

Le 9, le malade a eu cette nuit un accès qui n'a pas pu être constaté thermiquement, mais qui, au dire du malade, a été en tout semblable à celui d'avant-hier. Ce matin, la temp. est à 37,6. Prise de 0,50 de cinchonine, à 4 heures du soir.

10. — Cinchonine le matin. Pas d'accès, état général meilleur, un peu d'herpès labialis. Pas de malaise produit par le médicament.

11, 12. — Pas d'accès. Amélioration graduelle. Température normale.

13. — Suppression de la cinchonine. Pouls à 44. Retour de l'appétit, état général bon. Rate de 14 centimètres.

21 juin. — Le malade demande sa sortie. Guérison. Il y a eu prise de cinchonine le 16.

On ne peut admettre qu'il n'y ait eu là que simples accès remittents, sous la dépendance d'un embarras gastrique. Les trois accès, dont l'un a été bien constaté, avec une température de 40 degrés, la douleur splénique, enfin ce fait que, dans les jours qui ont précédé la maladie, le malade a séjourné dans une région marécageuse, permettent de dire qu'il y a eu intoxication paludéenne. Il n'y avait pas de cachexie invétérée.

OBSERVATION X. — *Fièvre intermittente, type variable; récidive.*

J. L..., 58 ans, terrassier, entre lé 16 juin 74 à l'Hôtel-Dieu, salle Saint-Augustin, nº 14.

Le 10 du mois de mai dernier, sans cause appréciable, il survint un accès de fièvre, avec frisson, chaleur et sueur. Pendant 10 jours, le malade en eut de semblables, très-régulièrement tous les 2 jours.

Le 20 mai, il prit 1 gr. de sulfate de quinine, et depuis ce jour les accès sont un peu moins forts et quotidiens. Depuis 3 ou 4 jours il y a, vers midi, quelques frissons suivis de légères sueurs.

Pas de teint cachectique marqué, pas de trouble des grandes fonctions. Rate non douloureuse à peu près normale ; prurigo lichénoide généralisé datant de 5 semaines.

Le malade a eu une première atteinte de fièvre intermittente à l'âge de 16 ans, en Alsace, sur les bords du Rhin, dans une localité où on en observe de nombreux cas ; 2 autres atteintes à 42 et 45 ans ; le malade séjournait alors dans les plaines de la Sologne : le type de la fièvre a été d'abord quarte, puis tierce.

20 juin. — On n'a pas constaté de fièvre depuis l'entrée du malade. On a établi aucun traitement. Aujourd'hui accès bien caractérisé, ayant débuté à 11 heures du matin, et donnant à 3 heures du soir, une temp. de 39,9. Faiblesse consécutive, diminution d'appétit, légère douleur splénique.

21 juin. — Pas d'accès. Temp. normale.

22 juin. — A 7 heures du matin, frisson intense. A 9 heures, chaleur notable. Pouls à 100. Temp. 40,8. A 4 heures du soir, temp. 38,1.

23. — 0,50 de cinchonine matin et soir. Pas d'accès.

24. — Pas d'accès, pas de cinchonine. Temp. normale.

25 et jours suivants jusqu'au 8 juillet, pas d'accès, pas de cinchonine.

Le 8 un léger accès. On redonne 0,50 de cinchonine.

15 juillet. — Pas d'accès depuis le 8. Le malade demande la sortie.

Il n'y a jamais eu de trouble produit par le médicament.

OBSERVATION XI. — *Fièvre intermittente, type variable.*

J. B..., 39 ans, terrassier, entre le 8 juin 1874 à l'Hôtel-Dieu salle Saint-Augustin, nº 37.

Pas de maladie antérieure. Du 1er avril au 16 mai dernier, cet homme a travaillé comme terrassier dans une région humide, sur le bord de la Saône. C'est 7 jours après avoir cessé ce travail qu'il a été atteint, sans prodromes, d'un accès de fièvre, caractérisé par les trois stades de frisson, de chaleur et de sueur. Le surlendemain, 26 mai, survint un autre accès semblable au premier et la fièvre revêtit ainsi le type tierce pendant 10 jours. Puis elle devint quotidienne, chaque accès anticipant sur l'heure du précédent; aujourd'hui ils commencent vers midi. Ils offrent toujours les trois stades avec une durée moyenne de 2 heures pour chacun. Le stade de sueur se prolonge souvent un peu plus. L'accès qui a été constaté aujourd'hui, 9 juin, a commencé à midi 1/2. C'est vers 2 heures que le frisson a cessé, et à 4 h. 1/2, moment de la transpiration, le thermomètre donne 40,4. Teinte bistrée de la face et des téguments. Décoloration des muqueuses ; rate peu douloureuse, et cependant assez hyperhophiée ; 20 cent. Rien au foie.

En dehors des accès, état général médiocre, langue saburrale, céphalalgie fréquente, dépression des forces.

10. — A 11 heures, 0,70 de cinchonine. Pas d'accès. Temp. 37,3.

11. — 0,70 de cinchonine le matin. Dans la journée un peu de céphalalgie ; pas d'augmentation de température. Pas de tintouins ni de nausées.

12. — Pas d'accès. Teinte toujours cireuse des téguments ; un peu de faiblesse. On continue 0,70 de cinchonine par jour.

13-14. — Pas d'accès. Suppression de la cinchoniue. Etat général bon. Diminution de volume de la rate (14 cent.) Teint moins cachectique.

22 juin. — Guérison. Sortie. Avait repris 0,70 de cinchonine le 18.

OBSERVATION XII. — *Fièvre intermittente quotidienne.*

Pierre P..., 18 ans, cordonnier, entre le 26 juin 1874 à l'Hôtel-Dieu, salle Saint-Augustin, n° 3.

Depuis 7 jours, ce jeune homme a des accès de fièvre quotidiens, caractérisés par les trois stades classiques. Au début, les accès commençaient à midi pour durer jusqu'au milieu de la nuit. Depuis 3 jours, ils ne commencent qu'à 3 heures par le frisson qui dure 2 heures ; les sueurs persistent jusqu'au matin. Les accès sont accompagnés de céphalalgie frontale vive, de tintouins, de douleurs épigastiques et un peu lombaires.

Dans les périodes intercalaires, persistance d'un peu de céphalalgie, faiblesse générale, appétit assez bon.

C'est la première atteinte de fièvre intermittente. Comme cause, on ne trouve pas autre chose que l'habitation à quelques centaines de mètres des fossés des fortifications. Comme antécédents morbides, une fièvre typhoïde a l'âge de 10 ans. Un embarras gastrique, il y a un mois. Rate indolore, volume normal. Au cœur souffle systolique doux à la base et se prolongeant dans les vaisseaux du cou.

Aujourd'hui, 26 juin, à 3 heures du soir. Le frisson a débuté il y a 3/4 d'heure. Temp. 40°,4. Pas de traitement.

27 juin. — Le matin, temp. normale. 2 verrées d'eau de sedlitz. Accès à 3 heures ; temp. 39,4, prise pendant le stade de chaleur.

28. — Pas d'accès. Temp. 37 et 37,3. Pas de traitement.

29. — Accès à 2 heures. Temp. du stade de chaleur 39. Pas de traitement.

30. — Accès très-violent à 2 heures. Temp. de 40°,5 pendant le stade de chaleur.

1er juillet. — Autre accès intense. Temp. de 39,9 à 4 heures du soir. Chaque matin, depuis le jour de l'entrée, la temp. a été de 37 à 37,4.

2 juillet. — A 9 heures, 0,50 de cinchonine. Temp. 36,3. A 2 heures, accès moins fort, donnant 38,7 pendant le frisson.

3 juillet. — 0,50 de cinchonine le matin. Accès à 2 heures, presque sans frisson. Temp. 39,2.

4 juillet. — 0,50 de cinchonine. Pas d'accès.

5-6-9. — Pas d'accès. Le 9, on suspend la cinchonine.

Plus d'accès jusqu'au jour de la sortie du malade, le 22 juin. Il y a eu, le 14 et le 18, 0,50 de cinchonine. Le jour de la sortie, état général très-bon ; teint normal, retour des forces.

Il n'y a jamais eu de malaise produit par le médicament.

Ici le traitement n'a été commencé qu'après 5 accès bien constatés. Il y a eu administration d'un purgatif qui n'a pas eu la moindre action sur les accès. La cinchonine a modifié les 2 premiers accès. Elle a été donnée à 0,50 par jour.

Il n'y a pas eu de phénomènes physiologiques.

OBSERVATION XIII. — *Fièvre intermittente contractée en Afrique et récidivée.*

Jean R..., 24 ans, maréchal-ferrand, entre le 22 mai 1874 à l'Hôtel-Dieu, salle Saint-Augustin, n° 26.

Engagé volontaire à l'âge de 18 ans, ce jeune homme a séjourné en Afrique depuis l'année 1868 jusqu'au mois de septembre 1873. A cette époque il contracta, à Souka-Rase, une fièvre intermittente qui fut tierce pendant trois mois, avec des accès très-forts et très-bien caractérisés. Depuis le mois de février dernier, il y a eu de temps en temps des interruptions de 8 ou 10 jours ; mais, lorsque la fièvre revient, les accès sont quotidiens. Le malade a pris beaucoup de sulfate de quinine et de vin de quinquina. Il prétend supporter difficilement le sulfate de quinine. Depuis 6 jours, les accès qui sont quotidiens et surviennent vers le milieu du jour sont devenus plus intenses. Les trois stades ne manquent jamais ; il y a toujours prédominance du stade de froid. Langue saburrale, un peu de tout, pas de diarrhée. Matité splénique de 23 centimètres, avec douleur à la pression. Foie dépassant de 2 travers de doigt le rebord des fausses côtes. Teinte cachectique des téguments. Rien aux poumons ; souffle systolique à la base du cœur.

23 mai. — Accès à 11 heures. Temp. de 39, prise à 3 heures pendant le stade de sueur. Pas de traitement fébrifuge. 2 verrées d'eau de sedlitz.

24. — Temp. du matin 37. Accès à midi, assez intense. A 4 heures, temp. 39,3.

25. — 0,50 de cinchonine matin et soir. Temp. normale.

26. — Pas d'accès. Continuation de la cinchonine.

27-28-29. — Toujours pas d'accès. Diminution de volume de la rate. Suspension de la cinchonine.

2 juin. — Etat général meilleur. Disparition de la teinte cachectique. On redonne 1 gr. de cinchonine. Pas de malaise produit par le médicament, ni aujourd'hui ni précédemment.

7 juin. — Etat général très-bon. Pas d'accès depuis le 24 mai. Le malade demande sa sortie.

OBSERVATION XIV. — *Fièvre intermittente tierce.*

Jean B..., 22 ans, domestique, entre le 11 mai 1874 à l'Hôtel-Dieu, salle Saint-Augustin, n° 9.

L'an dernier, au mois d'août, ce jeune homme contracta une fièvre intermittente à la suite d'un séjour dans un pays très-marécageux (Simandre-Isère) et vint se faire traiter à l'Hôtel-Dieu ; sa fièvre fut d'abord quarte pendant 12 jours, puis franchement tierce. Elle céda au bout d'un mois à l'administration répétée de sulfate de quinine.

Depuis huit jours, sans cause bien appréciable, les accès sont revenus. Ils commencent à 11 heures du soir ; les trois stades classiques sont très-nets. Les sueurs se prolongent jusqu'au matin.

Etat général assez bon. Pas de diarrhée. Pas de céphalgie ; langue normale. Pas de toux. La rate paraît un peu hypertrophiée (15 cent.) Teinte grise des téguments, jaunâtre des conjonctives.

12. — Le malade a eu son accès dans la nuit, à 11 heures du soir frisson violent. Ce matin temp. à 38,2.

14. — Cette nuit, il y a eu un accès qui a pu être constaté. Pendant le frisson, qui était très-violent, temp. de 40°,5. Ce matin, 37,6.

15. — On administre 0,70 de cinchonine.

16. — Cette nuit, accès très-léger, commencé à 7 heures du soir par un frisson très-court. Temp. du 16 au matin 36,5.

18-19-20. — Pas d'accès. Continuation de 0,70 de cinchonine par jour.

21. — Pas d'accès. Suppression de la cinchonine.

26. — Toujours pas d'accès. On redonne, le 26, 27 et 28, 0,70 de cinchonine par jour.

9 juin. — Le malade n'a pas pris de cinchonine depuis 10 jours. Pas d'accès. Depuis hier, légère amygdalite ; on redonne de la cinchonine, 0,70.

11. — Le malade demande sa sortie. Etat général très-bon. Teint normal, rate normale.

Le 18 juin. — Le malade revient dans le service, se plaignant de mal de gorge. Il y a un peu de gonflement des amygdales.

23 juin. — Depuis le 19, le malade a eu deux accès pendant lesquels la temp., stade de chaleur, a été de 39,3 et 38,9. On redonne de la cinchonine 0,70.

24 juin. — Pas d'accès.

Le 11 juillet. — Pas d'accès depuis le 23 juin. Suppression de la cinchonine depuis le 26. Etat général très-bon. Sortie.

OBSERVATION XV. — *Fièvre intermittente quotidienne contractée en Bresse. — Traitement d'une récidive. — Guérison.*

Nicolas B..., 44 ans, terrassier, entre le 24 août 1874 à l'Hôtel-Dieu, salle Saint-Augustin, n° 50.

Cet homme a la fièvre intermittente depuis 27 jours. Il l'a contractée à Birieux (Bresse). Les accès sont quotidiens depuis le début ; ils sont anticipants : Dans les premiers jours, ils commençaient à 7 heures du matin. Chaque jour, ils ont avancé d'environ 1 heure, et maintenant c'est vers 8 ou 9 heures du soir que commence le frisson. Les trois stades existent nettement, avec prédominance du stade de chaleur qui dure 4 ou 5 heures. Ce matin, 25 août, le malade, qui a eu son frisson hier au soir à 10 heures, a encore ce matin à 8 heures, une temp. de 39,5. Teinte cachectique des téguments. Rate un peu douloureuse, longue de 16 cent. Pas de traitement depuis le début.

C'est la deuxième fois que le malade est atteint de fièvre intermittente. Il y a 6 ans il contracta une fièvre semblable à celle d'aujourd'hui. Il fut traité à l'Hôtel-Dieu ; il n'a pas quitté la Bresse depuis cette époque.

Jamais d'autres maladies. Pas de troubles gastriques.

26 août. — Accès cette nuit, aussi intense que la nuit dernière. Ce matin, temp. 38,6. Ce soir, 37,2. Uu peu de diarrhée. Céphalalgie.

27 août. — Autre accès cette nuit. Temp. rect. du matin 38,1. Soir, 37,4.

28. — Troisième accès hier soir à 10 heures avec frisson très-intense et prolongé. Ce matin, temp. 38,9. On commence la cinchonine, 50 centigr. à 2 heures. A 4 heures, temp. 37,3.

29. — Pas d'accès. Continuation de la cinchonine 0,50

30. —   id.   id.   id.

31. —   ıd.   id.   id.

1-2-3 juin. — Pas d'accès. Amélioration générale, rate indolore, sans dimiuution bien notable de volume,

5. — Le malade demande sa sortie.

OBSERVATION XVI. — *Fièvre intermittente quotidienne contractée en Corse. Récidive. — Erysipèle de la face. — Cinchonine. — Guérison.*

Baptiste C..., 33 ans, portetaix, entre à l'Hôtel-Dieu le 24 août 1874, salle Saint-Augustin, n° 26.

Cet homme a contracté il y a 4 ans, en Corse, plaines d'Aleria, localité marécageuse et où il y a de nombreux fiévreux, une fièvre intermittente dont le type fut tour à tour tierce, quarte et quotidien. Il était soldat et a été traité à plusieurs reprises par le sulfate de quinine. Il y a un an, après une atteinte sérieuse il eut une anasarque généralisée qui le retint 5 mois au lit.

Il y a 6 mois que, libéré du service militaire, il est revenu en France. Depuis son retour il a eu il y a 2 mois une atteinte de fièvre, type quotidien, qui au bout de 15 jours céda à l'administration du sulfate de quinine. L'atteinte actuelle a commencé lundi dernier 20 août ; il y a un accès tous les jours, à 7 heures du matin avec les trois stades qui ont une durée moyenne de trois heures chacun.

Pas d'autre maladie jusqu'à présent, pas de toux. Rate douloureuse, de 24 centimètres, faiblesse générale, céphalalgie irrégulière, teinte fortement cachectique des téguments. Rien au foie.

25 août. — Ce matin, accès à 7 heures. A 9 heures, commencement du stade de chaleur ; temp. 39,5. Soir 37,6.

26. — Accès à 10 heures du matin. Une heure avant, la temp. était de 37,3. A 4 heures du soir elle est de 38,6. Teinte cachectique très-accentuée, douleur splénique vive.

27. — On commence la cinchonine, 1 prise de 50 centigr. ma-

tin et soir. Accès très-léger ; faible sensation de chaleur, temp. 37,6. Céphalalgie légère.

28. — Continuation de la cinchonine. Pas d'accès.

29. — id. id. id.

30. — Pas d'accès. Amélioration générale. Diminution de la teinte cachectique. Suppression de la cinchonine.

Pas d'accès jusqu'au 10 septembre. Le 7 on donne 1 gr. de cinchonine.

10 septembre. — Le malade dit avoir eu un accès léger cette nuit mais on n'a pu le constater.

12. — Un accès assez intense. Temp. 40°,1 pendant le frisson. On donne 0,50 de cinchonine après l'accès.

13 septembre. — Pas d'accès. Temp. 37,2 matin et soir. Cinchonine 1 gr.

14. — Pas d'accès. Temp. normale. Cinchonine 0,50.

15. — Pas d'accès. Le soir malaise général, anorexie, céphalalgie, langue blanche, un vomissement. Le malade n'avait pas pris de cinchonine.

16. — Rougeur érysipélateuse de l'aile du nez et de la joue droite. Temp. rect. 40,6 matin et soir.

17. — L'érysipèle a gagné toute la face. Temp. 40,8. Un peu d'agitation, un vomissement.

18. — Temp. 38,7. Quelques phlyctènes sur la joue gauche. La rougeur paraît rester limitée à la face.

Le malade n'a pas pris de cinchonine depuis son érysipèle.

Le 21 la face est en pleine desquammation, la temp. normale.

Le 25 il demande sa sortie.

OBSERVATION XVII. — *Fièvre intermittente quotidienne, originaire de la Bresse. — Traitement de 2 récidives.*

Jean C..., 25 ans, tisseur, entre le 23 juin 1874 à l'Hôtel-Dieu, salle Saint-Augustin, n° 19.

Depuis le 20 juin accès de fièvre survenant chaque jour à huit heures du matin et caractérisés par les trois stades. Le malade avait déjà eu quelques accès il y a un an à la suite d'un séjour de deux mois en Bresse. L'atteinte actuelle a débuté sans exposition nouvelle aux atmosphères marécageuses.

Il n'y a pas d'hypertrophie notable de la rate ; pas de malaise dans les périodes intercalaires.

24 juin. — Accès cette nuit à 3 heures, frisson de 1 heure. La temp. de ce matin à 9 heures est normale.

25 juin. — Ce matin à 8 heures accès avec frisson intense. A la fin du frisson temp. de 39,2. Cinchonine 0,50 après l'accès.

26. — Pas d'accès, cinchonine 0,50.

27. — Pas d'accès, cinchonine 0,50.

28. — Pas d'accès. Etat général bon. Le malade demande sa sortie.

Le 4 juillet le malade revient dans le service. Il a depuis hier un peu de faiblesse et de malaise, sans frisson, vers 2 heures, et pendant 2 ou 3 heures.

La temp. reste tous les jours au-dessous de 37,5.

Le 9 juillet. Rien d'anormal depuis avant-hier. On avait redonné la cinchonine, 0,50 par jour depuis la rentrée du malade. Aujourd'hui il réclame sa sortie.

OBSERVATION XVIII. — *Fièvre intermittente, originaire d'Afrique.*
— *Traitement d'une récidive, action lente de la cinchonine, puis guérison.*

Ernest C..., 24 ans, cocher, entre le 11 mai 1874 à l'Hôtel-Dieu, Salle Saint-Augustin, n° 4.

C'est au mois d'août, 1869, à Aumale, que le malade a contracté pour la première fois la fièvre intermittente. Elle fut quotidienne, dura 4 mois, et vers la fin il y eut de l'œdème des membres inférieurs. Après cette atteinte, retour en France et pas de nouvel accès jusqu'en août 1873.

Cette nouvelle atteinte, avec accès d'abord quotidien puis tierce, dura 2 mois, et il y eut aussi de l'anasarque généralisée.

L'atteinte actuelle a débuté le 3 mai. Elle a le type tierce. Les accès commencent dans la matinée par un frisson assez intense.

Teinte terreuse des téguments, rate de 17 centimètres. Rien au foie. Un peu d'embarras gastrique.

13 mai. — Frisson ce matin à 4 heures, à 9 heures sueurs assez abondantes, temp. 38.7.

15 mai. — Accès semblable à celui d'avant-hier. On donne après l'accès 70 centig. de cinchonine.

16. — Cinchonine, 70 centig.

17. — Pas d'accès le matin. Temp. normale. Une épistaxis cette nuit. Continuation de la cinchonine. A 2 heures de l'après-midi, léger accès avec temp. de 38, et sans frisson.

18. — Mêmes phénomènes que le 17. Continuation de la cinchonine.

21. — Un peu de diarrhée; pas d'accès. Suppression de la cinchonine. Sous-nitrate de bismuth.

25. — Le malade n'avait pas eu d'accès dpuis le 17. Aujourd'hui à 1 heure accès avec un léger frisson. Temp. 38 pendant les sueurs. Un peu de douleur splénique. Cinchonine 0,70.

29. — Accès léger à 11 heures. Temp. 38,2 ; cinchonine 0,70 après l'accès.

Plus d'accès les jours suivants. Amélioration générale sensible.

Le malade a pris depuis le 29 mai jusqu'au 4 juin 0,70 de cinchonine.

Le 17 juin il part pour l'asile des convalescents.

OBSERVATION XIX. — *Fièvre intermittente tierce.*

Claude G..., 33 ans, terrassier, entre le 26 septembre 1874 à l'Hôtel-Dieu, salle Saint-Augustin, n° 18.

Depuis le 15 septembre cet homme a des accès de fièvre revenant régulièrement tous les deux jours, caractérisés par les trois stades. Ses accès anticipent d'une heure à peu près.

28 et 29 septembre. — Deux accès constatés. Temp. du premier, stade de chaleur 39, du second 38,8. Teinte terreuse de la face et des téguments. Pas d'embarras gastrique. Légère douleur splénique, sans augmentation notable du volume de l'organe.

Il y a assez longtemps que le malade a des atteintes de fièvre intermittente.

En 1865 et 1868, à la suite de deux voyages en Chine, fièvre d'abord quarte, puis tierce, qui dura 2 et 3 mois et fut traitée à l'hôpital militaire de Toulon. Le malade a pris fréquemment du sulfate de quinine. Depuis l'année 1868 il a tous les 4 ou 5 mois des accès toujours tierces dont il se débarrasse avec 2 ou 3 grammes de sulfate de quinine.

La dernière de ces atteintes a eu lieu il y a 6 mois. Celle d'aujourd'hui a débuté près de Lyon, dans une région où le malade a travaillé comme terrassier et où il y a des étangs.

29 septembre. — Après l'accès, 0,60 de cinchonine.

1er octobre. — Accès très-faible, caractérisé seulement par un peu de malaise et de transpiration, sans élévation notable de la température. Cinchonine 0,60.

9 octobre. — Pas d'accès depuis le 1er. Etat général assez bon ; point de malaise produit par le médicament ; pas de céphalalgie, suppression de la cinchonine.

15 octobre. — Toujours pas d'accès. Etat général bon. Cinchonine 0,60.

17. — Le malade demande sa sortie.

OBSERVATION XX due à M. Clément. — *Fièvre intermittente double tierce.*

Jean Ch., terrassier, 35 ans, entre à l'Hôtel-Dieu, salle Sainte-Elisabeth, le 5 décembre 1872.

Bonne santé antérieure, habite Saint-Jean-de-Torcy, pays très marécageux. Il y a 3 mois 1/2, il y fut pris d'accès de fièvre intermittente quotidienne. Traités par le sulfate de quinine, les accès disparurent au bout d'un mois; ils revinrent 3 semaines après, le malade alla se faire soigner à l'hôpital de Givors. Il reprit du sulfate de quinine, ses accès furent coupés, mais revinrent il y a trois semaines. Depuis ce moment, ils sont quotidiens, commencent à 2 ou 3 heures du soir, et tous les 2 jours l'accès est bien plus fort. Les trois stades classiques se montrent nettement, avec une durée moyenne de 2 à 3 heures chacun, durée qui est moindre pour les jours à accès faible. Aujourd'hui la période algide a été moins longue que d'ordinaire; le malade était au lit quand elle est survenue. Température axillaire 40°.

Teinte terreuse des teguments, décoloration des muqueuses, rien d'anormal à l'auscultation. — Matité splenique étendue de 19 centimètres.

7 décembre. Hier, accès violent. Temp. 40°,8.

Ce matin, apyrexie. — Le malade a pris hier au soir après son accès 50 centigr. de bromydrate de cinchonine. Ce soir, à 4 h., temp. 37.4; ce soir, à 9 heures, accès très-faible, légère sensation de froid sans tremblement ni sueur. Le malade avait pris à 11 heures du matin 1 gr. de br. de cinchonine.

Le 9, le 11, le 17 décembre, le malade a pris 1 gr. de br. de cinchonine. Il n'a pas eu d'accès depuis le 7.

L'administration du médicament n'est suivie d'aucun malaise. Pas de cephalalgie, pas de vertiges, pas de nausées, pas de sensation d'ivresse. Le malade est très-précis dans ses réponses à ce sujet. Il affirme préférer de beaucoup le remède qu'on lui administre au sulfate de quinine, qui lui procurait toujours des douleurs d'estomac, des vertiges et des bourdonnements d'oreilles.

20 décembre. Le malade demande sa sortie. Plus de teinte terreuse des téguments. Rien de changé du côté de la rate.

OBSERVATION XXI due à M. Clément. — *Fièvre intermittente légère.*

André F..., 24 ans, domestique, a depuis huit jours des accès quotidiens; les trois stades sont très-nets, quoique d'intensité médiocre. Anorexie, lassitude générale, douleur vague dans les bras et les jambes. Bruit de souffle systolique dans les vaisseaux du cou. Pas d'hypertrophie notable de la rate. L'origine de la fièvre ne peut-être déterminée. C'est la première atteinte de fièvre intermittente qu'ait ce malade.

8 août, accès dans la matinée, de même intensité qu'hier. La temp. n'a pu être prise.

9 août, nouvel accès semblable aux précédents. Le malade prend un gramme de bromhydrate de cinchonine.

10 août, pas d'accès ; continuation de la cinchonine.

11, pas d'accès.

12, pas d'accès, pas de bourdonnement d'oreilles, pas de vertiges, pas de cephalalgie, pas de nausées sous l'influence du remède. Le malade demande sa sortie.

OBSERVATION XXII due à M. Clément. — *Fièvre intermittente tierce.*

Benoît L..., 17 ans, veloutier, entre le 2 décembre à la salle Sainte-Elisabeth.

Jamais de maladie antérieure, habite un pays marécageux. Il y a six semaines a eu des accès intermittents quotidiens pendant 15 jours; ces accès, au dire du malade, commençaient par un frisson de 2 h. 1/2 environ, suivi de sueur et de chaleur. Ils revenaient chaque jour, mais retardant chaque jour de 2 ou 3 heures. Le malade prit du sulfate de quinine, dose indéterminée et la fièvre disparut, pour revenir il y a 3 jours. Teinte terreuse des téguments, un peu d'assoupissement, faiblesse, appétit bon et selles normales. Rien d'anormal à l'examen des organes thoraciques. Matité splénique étendue de 17 centimètres.

A 5 heures du soir, apparition des frissons, et à ce moment T. A. 40°.

3 décembre, pas d'accès. Temp. A. M. 37,5. T. A. S. 37,8.

4 décembre, à 9 heures du matin, T. 38,4. Une heure après l'examen de la temp., le malade a pris un frisson intense. A 3 heures du soir, il est en sueur et sa temp. est de 39,7.

5 décembre, apyrexie absolue toute la journée. Administration de bromhydrate de cinchonine, 0,60.

6 décembre. Le malade dit avoir eu un léger accès cette nuit ; ce matin, sa temp. est à 38, sans chaleur ni sueur.

Continuation du bromhydrate de cinchonine jusqu'au 10 décembre. Apyrexie pendant toute cette période, et pas de malaise d'aucun genre produit par le médicament. On supprime la cinchonine.

14 décembre. Hier au soir la temp. s'est élevée à 39. Il n'y a eu qu'un peu de frisson et une légère sueur consécutive.

On redonne 0,50 de bromhydrate de cinchonine.

Apyrexie jusqu'au 18 décembre. La teinte de la peau redevient normale, la rate a repris son volume normal.

Le 23 décembre le malade demande sa sortie.

Remarquons en passant qu'on a observé chez ce malade une élévation de température antérieure au début du frisson.

OBSERVATION XXIII due à M. Clément. — *Fièvre intermittente tierce.*

C. Ra..., 59 ans, tonnelier, entre à l'Hôtel-Dieu, salle Saint-Charles, le 23 juillet 1873. Il dit que, depuis 3 semaines, il a des accès de fièvre survenant tous les 2 jours, à 9 heures du matin. Précédé de baillements et de malaise, le frisson, très-intense, dure de 2 à 3 heures; les stades de chaleur et de sueur durent 2 heures environ. Après l'accès, le malade est pris de sommeil invincible. Dans les jours intercalaires, pas d'autres troubles qu'une faiblesse parfois assez notable pour forcer le malade à garder le lit.

Cause indéterminée. Antécédents peu importants au point de vue de l'affection actuelle. Une entorse, il y a 2 ans; il y a 3 mois, bronchite ou broncho-pneumie.

Pas de douleur à la région splénique, pas d'augmentation notable du volume de la rate.

24 juillet. Ce matin, à 9 heures, accès assez intense. T. 39,9.

25 juillet. Apyrexie. Administration de 0,50 de cinchonine.

26 juillet. Léger frisson à 6 h. du matin; à 9 h. T. 37,8.

Les jours suivants, jusqu'au 30 juillet, pas d'accès. Suspension de la cinchonine le 3.

Le 1er août. Accès léger à 1 heure de l'après-midi. On redonne 1 gr. de cinchonine.

Les jours suivants, plus d'accès; amélioration de l'état général.

Jamais de malaise provoqué par le médicament; pas la moindre céphalalgie.

Sort complètement guéri le 16 août. On a continué la cinchonine jusqu'au 6 août. En tout le malade a pris 8 grammes de cinchonine.

OBSERVATION XXIV due à M. Clément. — *Fièvre intermittente contractée en Afrique.*

Edouard H..., garçon boucher, âgé de 22 ans, entre à l'Hôtel-Dieu, salle Sainte-Elisabeth, le 22 octobre 1872.

Il y a 2 ans, premier séjour en Afrique; trois mois après son arrivée le malade contracta une fièvre tierce qui fut traitée par la quinine, et disparut au bout de 3 semaines. Il quitta l'Afrique peu de temps après. Il y a 5 mois 1/2, nouveau séjour en Afrique récidive de la fièvre qui, cette fois, fut quotidienne. Nouveau traitement par la quinine, mais sans régularité aucune. Aujourd'hui le malade dit n'avoir pas eu d'accès depuis 15 jours. Mais il est très-faible, très-pâle, accuse de la dyspnée et des palpitations, et dit avoir eu de l'œdème des pieds. Quelques douleurs dans la région de la rate, dont la matité a 13 centim. dans le sens de la longueur.

26 octobre. Accès à 10 heures du matin, avec frisson assez intense. T. 40,6. — Même chiffre à 3 heures du soir.

Dans la soirée, malgré l'état fébrile, administration de 0, 50 de bromhydrate de cinchonine.

27 octobre. Continuation du bromhydrate. Pas d'accès.

28 octobre. Pas d'accès.

29 octobre. Le malade demande sa sortie.

Résumé général des résultats obtenus.

Comme nous n'avons pas toujours procédé identiquement de la même manière chez tous nos malades, tant au point de vue des doses que des heures d'administration, nous ne pouvons donner en chiffres les moyennes des résultats. Mais voici, dans une vue d'ensemble, ce qui dérive de nos observations :

Chez 24 malades atteints de fièvres intermittentes bien caractérisées, l'administration de la cinchonine a toujours été suivie de la disparition des accès. Chez 11 malades, la première dose de cinchonine a arrêté très-nettement les accès dès le premier. Chez les 13 autres, où l'arrêt n'a pas été obtenu d'emblée, il y a toujours eu, à la suite de la première dose, une modification notable de l'accès, modification portant sur l'intensité du frisson d'abord, sur l'élévation de la température toujours, et enfin sur la durée totale de l'accès. Chez 5 de ces malades, cette modification était tellement prononcée qu'il fallait observer et questionner minutieusement pour constater quelques légers frissons et que la température ne s'élevait que de quelques dixièmes de degrés. Trois fois seulement, il y a eu persistance de 2 et de 3 accès malgré le remède, accès persistant avec leurs trois stades, mais toujours avec diminution très-sensible dans l'intensité de chacun. Cette résistance a eu lieu chez les malades présentant une cachexie invétérée ; deux avaient contracté leurs fièvres en Afrique, un autre en Corse.

Dans les cas où nous avons donné le remède d'une façon continue, nous n'avons pas vu de récidive, sauf une seule fois après 10 jours de suspension, et dans ces mêmes cas, 4 à 6 jours de traitement, avec 1 gr. par jour en deux prises, ont été plus que suffisants. Nous suivions ensuite la méthode par extinction, et tous les malades ainsi traités sont sortis complètement guéris.

D'autre fois, nous ne donnions d'abord qu'une seule dose, afin d'étudier combien de jours durait son effet. Dans les fièvres quotidiennes, une seule dose de 50 à 60 centigr. supprime 2 ou 3 accès Dans les fièvres tierces, 1 accès, et le suivant est presque toujours atténué.

Il faut, pour qu'une dose agisse bien, la donner 5 ou 6 heures avant l'heure présumée de l'accès.

Les types de la fièvre n'ont pas présenté de différence tranchée au point de vue de leur résistance à la cinchonine.

Dans les 4 cas les plus graves, dont deux méritaient bien le nom de pernicieux, la cinchonine a agi sûrement et promptement. Son action nous a paru d'autant plus énergique et d'autant plus prompte qu'il y avait moins de cachexie, c'est-à-dire qu'elle s'ex rce spécialement sur l'élément périodique.

Le médicament a toujours été parfaitement bien supporté aux doses de 50, 70 centigr., en une fois, 1 gr. en deux fois. Nous avons administré plusieurs fois 1 gr. en 1 prise sans déterminer de phénomènes physiologiques ; mais c'est à cette dose, et suivant ce mode, que deux fois nous avons vu de très-légers accidents.

Le volume de la rate de nos malades a toujours diminué en même temps que les accès. Il nous semble aussi logique d'attribuer cet effet à la cinchonine qu'il l'a été à la quinina.

———

Nous allons donner maintenant trois observations de rhumatismes articulaires. Ce chiffre est certainement insuffisant pour poser des conclusions affirmatives sur l'efficacité de la cinchonine dans ces affections, aussi ne nous avancerons-nous pas. La première de ces observations est un rhumatisme articulaire aigu parfaitement classique. La cinchonine a eu, dans ce cas, une action réelle sur la température qui a diminué graduellement à partir de son administration. Quant à la diminution des douleurs, notée en même temps, nous ne voulons pas dire : *post hoc, ergo propter hoc*; mais cette observation et la suivante montreront au moins que la cinchonine n'est pas nuisible dans ces affections, comme cela a été avancé (Bouchardat). Quant à l'observation 27, c'est surtout à cause de la singulière infirmitée présentée par le malade que nous la publions (Mérycisme). On sait déjà (chapitre chimique) en quoi elle se rattache indirectement à notre sujet

---

OBSERVATION XXV. — *Rhumatisme poliarticulaire aigu.*

Louis R..., 23 ans, domestique, entre le 23 juillet 1874 à l'Hôtel-Dieu. Salle Saint-Augustin n° 34.

Ce jenne homme est atteint depuis 10 jours de douleurs articulaires qui ont débuté par le genou droit. Le genou gauche, les deux articulations tibio-tarsiennes, et depuis hier les deux poignets ont été successivement envahis. C'est la quatrième atteinte de rhumatisme articulaire : la première a eu lieu il y a 4 ans et a duré 8 mois ; la seconde il y a deux ans a duré 4 mois, et celle de l'année dernière a été à peu près pareille. Chaque fois l'affection se généralisa à presque toutes les articulations.

Actuellement état fébrile. Peau chaude couverte de sueurs. Pouls à 104, régulier. Temp. rec. 39o,9. Douleur et gonflement des deux genoux, gène des mouvements, choc rotulien. Pas de rougeur à la peau. Douleur et tuméfaction des deux articulations tibio-tarsiennes. Mêmes signes aux deux poignets ; quelques douleurs dans le coude droit.

Anorexie, langue saburrale, pas de diarrhée, pas de céphalalgie. Rien au cœur.

24 juillet. — Matin, temp. 39.6. A 10 heures, prise de 50 centigr. de cinchonine. Soir, temp. 39.4.

25. — Temp. matin 39.1. Soir, 39.3. Même traitement. Le malade prétend que les douleurs sont moins vives. Toujours rien au cœur.

28 juillet. On a continué jusqu'à présent la cinchonine à la dose de 50 centig. par jour. Les douleurs persistent mais sensiblement moins vives ; elles occupent le même siége. Etat général meilleur. Ce matin temp. 38o,1. Rien au cœur. On suspend la cinchonine.

30 juillet. — Hier au soir recrudescence de la fièvre sans changement notable dans les douleurs. Temp. 39.3. On redonne 50 centig. de cinchonine.

5 août. — Depuis le 30 juillet cinchonine tous les matins 0,50

La température a oscillé entre 37 et 37.9 On continue la même dose de cinchonine. Pas le moindre malaise produit par le médicament.

9 août. — Etat général très bon. Il n'y a plus que quelques douleurs vagues dans les genoux, les autres jointures sont dégagées. Retour de l'appétit. Suppression de la cinchonine.

5 août. — Guérison. Rien au cœur. Le malade sort.

OBSERVATION XXVI. — *Rhumatisme articulaire subaigu.*

Etienne C..., 35 ans, journalier, entre à l'Hôtel-Dieu le 21 juin 1874, salle Saint-Augustin n° 25.

Depuis deux jours douleurs dans les jointures qui ont été envahies successivement, les poignets d'abord, les 3 grandes articulations de la jambe gauche, puis le genou droit, douleurs s'accompagnant de gonflement notable et de gêne des mouvements. Les douleurs ont précédé de quelques heures les symptômes généraux.

Etat fébrile, temp. 38.3. Pouls 100. Teinte anémique des téguments ; transpiration abondante. Pas de dyspnée, pas de douleur précordiale ; souffle systolique à la pointe, battements réguliers. Souffle doux dans les carotides.

22. — Même état. Temp. 38,3 matin et soir. Cinchonine 1 gr.

23. — Temp. 37.5 pouls 92. Douleurs diminuées, sueurs moins abondantes. Mêmes signes du côté du cœur. Cinchonine 1 gr.

25. — Même état, même traitement.

27. — Le souffle de la pointe a disparu. Sudamina sur la poitrine. Pouls à 72. Temp. 37.5.

Douleurs notablement diminuées.

30. — Encore un peu de douleur dans le bras gauche. Etat généralement bon. On supprime la cinchonine.

Le 15 juillet le malade sort complètement guéri.

Nous ne donnons cette observation que pour montrer que la cinchonine n'a occasionné aucun phénomène nuisible.

La dose de 1 gr. n'a pas déterminé d'effets physiologiques.

OBSERVATION XXVII. — *Rhumatisme articulaire subaigu. —*
Blennorrhagie. — Mérycisme.

Georges B..., 25 ans, employé de commerce. entre le 1er juillet 1874, à l'Hôtel-Dieu, salle Saint-Augustin, n° 4.

Le lundi, 22 juin, à la suite d'un refroidissement, il survint des douleurs qui, d'abord vagues et mal localisées dans les lombes, les épaules et le cou, se fixèrent au bout de deux jours aux genoux et aux orteils. Le malade est alité depuis le mercredi 24. Il n'a eu au début que peu de symptômes généraux ; quelques frissons, légère céphalalgie, anorexie.

Actuellement, persistance des douleurs dans les orteils du pied droit. Douleurs dans les articulations tibio-tarsiennes, mais sans gonflement. Au genou droit, douleur beaucoup plus intense, devenant extrême dans les mouvements provoqués et accompagnée de tuméfaction périphérique, avec rougeur à la peau. Hydarthrose manifeste. Persistance de quelques douleurs dans l'épaule gauche. Rien au cœur. Peau couverte de sueurs. Température 38,5. Langue un peu saburrale. Constipation.

En examinant les organes génitaux. on constate un écoulement uréthral, purulent, abondant, avec douleurs à la pression et surtout pendant la miction. Cet écoulement date de deux mois, le malade prétend qu'il s'était bien amélioré et que c'est depuis l'apparition des douleurs qu'il est redevenu abondant.

3 juillet. — Hier au soir, prise de 50 centigr. de cinchonine à la suite de laquelle il y a eu un vomissement.

6. — La fluxion du genou droit avec gonflement des culs-de-sac postérieurs persiste. Douleur au niveau de l'attache sternale du troisième cartilage. Encore un peu de gonflement autour de la malléole externe gauche. Rien d'anormal au cœur. Application d'un vésicatoire sur le genou droit.

8 juillet. — Les douleurs sont moindres depuis le vésicatoire. On supprime la cinchonine.

27 juillet. — Les douleurs ont presque complètement disparu partout. Persistance de l'écoulement. Etat général bon.

Ce que nous avons dit jusq'à présent dans cette observation ne se rattache que très-indirectement à la cinchonine, mais voici maintenant ce que ce malade présentait d'intéressant tant à un point de vue général qu'au point de vue de notre sujet.

Le 28 juillet, en auscultant le malade qui a mangé quelques minutes auparavant, on entend des bruits stomacaux insolites, et le malade avertit qu'il va *ruminer* ses aliments. Interrogé sur cette particularité, il raconte les faits suivants. Depuis son enfance, aussi loin que peuvent remonter ses souvenirs, il dit que ses aliments, après chaque repas, lui reviennent spontanément dans la bouche, par gorgées, sans aucun effort et cela dans l'ordre suivant lequel il les a absorbés. Les aliments conservent leur saveur primitive sans aucun mauvais goût acide ou fétide, et cette rumination, en tout semblable à celle des herbivores, se fait si naturellement que le malade est resté jusqu'à l'âge de 22 ans sans connaître son infirmité. C'est un médecin qui, il y a trois ans, en traitant ce malade pour une affection tout-à-fait étrangère aux organes digestifs, s'est aperçu de ce phénomène insolite. A plusieurs reprises, nous avons fait manger le malade en notre présence et nous avons pu nous convaincre de la réalité de ce fait. Les aliments les plus liquides, l'eau elle-même, sont ruminés sans aucun effort ; la volonté n'a pas d'influence sur le phénomène qui s'effectue, la plupart du temps, sans que le malade y pense..

Les matières ruminées ne donnent pas de réaction acide au papier de tournesol. Le malade explique aujourd'hui le prétendu vomissement qu'il a eu le 3 juillet à la suite de sa prise de cinchonine. C'est en ruminant la prise et le potage avec lequel il l'avait absorbée un quart-d'heure auparavant, que l'amertume extrême du médicament l'a empêché d'avaler de nouveau, comme il le fait pour les autres aliments, mais il n'y a pas eu vomissement proprement dit. Ce fait semblerait prouver que la cinchouine est soluble dans les liquides de l'estomac. (Voir au chapitre des considérations chimiques.)

L'examen attentif de la région abdominale, le cathétérisme œsophagien ne nous ont rien révélé d'anormal. Le malade a quitté le service trois jours après nous avoir signalé son infirmité.

OBSERVATION XXVIII. — *Phtisie pulmonaire.* — *Fièvre hectique,* — *Cinchoine.* — *Heureux effets du médicament sur cette fièvre secondaire.*

Antoine G..., 19 ans, entre à l'Hôtel-Dieu le 25 juillet 1874, salle Saint-Augustin, n° 17, avec tous les signes locaux et généraux d'une phtisie au 3me degré. Le début remonte à huit mois ; il y a eu une hemoptysie peu abondante, et aujourd'hui souffle caverneux au sommet droit, expertoration purulente, maigreur, troubles digestifs. Chaque jour à trois heures du soir, il y a un accès de fièvre qui commence par quelques frissons après lesquels la température s'élève à 40°, 40°,5. Les accès diminuent pendant la nuit vers le milieu de laquelle surviennent des sueurs profuses. On administre le 5 août 50 centigr. de cinchonine matin et soir, et l'on continue les jours suivants. A partir du 7 les accès de fièvre deviennent moins intenses ; le 12 il n'en est plus question. On continue la cinchonine jusqu'au 14. Le malade quitte l'Hôtel-Dieu quelques jours après et nous l'avons perdu de vue.

Plusieurs phtisiques ont été traités de la même manière et chez eux la cinchonine, bien supportée malgré des troubles digestifs a souvent atténué notablement les souffrances et les conséquences de la fièvre hectique. Nous pouvons donner l'observation précédente comme type de ce que nous avons vu.

CONCLUSIONS.

1° La cinchonine a, sur les accès intermittents, même graves, une action énergique et rapide. Quand elle n'arrête pas d'emblée ces accès elle les atténue toujours avant leur disparition complète

2° Elle agit mieux sur les fièvres intermittentes à leur première attaque que sur les récidives.

3° La diminution du volume de la rate coïncidant avec la disparition des accès traités par la cinchonine peut-être attribuée a aussi bon droit à la cinchonine qu'elle l'est à la quinine.

4° On peut administrer la cinchonine dans les rhumatismes articulaires aigus. Elle diminue la fièvre; nous n'avons pas observé qu'elle eut dans ces cas aucune action nuisible.

5° L'alcaloïde présente l'avantage d'être moins amer que les sels; il est aussi promptement absorbé.

6° La dose de 50 centigr. à 1 gr. ne détermine pas de phénomènes physiologiques chez les malades et est toujours suffisante en thérapeutique.

7° L'emploi de cette substance est trois fois moins coûteux que celui de la quinine.

Vu par le président de la thèse :

A. VULPIAN.

Vu et permis d'imprimer.

Le Vice-Recteur de l'Académie de Paris,

A. MOURIER

QUESTIONS

SUR LES DIVERSES BRANCHES DES SCIENCES MÉDICALES

Anatomie et histologie normales. — Articulation coxo-fémorale.

Physiologie. -- De la faim et de la soif.

Physique. -- Electroscope et machines électriques.

Chimie. — Des oxydes de fer, de zinc, de manganèse. Caractères distinctifs de leurs dissolutions.

Histoire naturelle. — Coraux, leurs usages en médecine.

Pathologie externe. — De l'angeioleucite.

Pathologie interne. — Du rhumatisme cérébral.

Pathologie générale. — Des rechûtes.

Anatomie pathologique. — Etude anatomique des lésions attribuées à la syphilis.

Médecine opératoire. — De la résection de l'épaule.

Pharmacologie. — Des extraits. Qu'entend-on par extraits aqueux, dépurés et non dépurés, alcooliques, éthérés, et quels sont les différents modes d'opérations employées pour les obtenir, quelles sont les expériences employées pour indiquer leur consistance, les altérations qu'ils peuvent subir et les moyens à employer pour les prévenir.

Thérapeutique. — De l'emploi des applications topiques.

Hygiène. — Du choix d'une nourrice.

Médecine légale. — Caractères distinctifs des cheveux et des poils de l'homme pris dans différentes régions du corps, distinguer ceux-ci de ceux qui appartiennent à divers animaux.

Accouchements. — De l'œdème qui complique la grossesse ; sa valeur différente suivant son siège.

Saint-Etienne, imprimerie V⁰ Théolier et C⁰, rue Gérentet, 12.